全民阅读 中医科普进家庭丛书

总主编 | 何清湖

中医说本草

陈运中 ◎ 主编

全国百佳图书出版单位
中国中医药出版社
·北京·

图书在版编目（CIP）数据

中医说本草 / 何清湖总主编；陈运中主编 . —北京：中国中医药出版社，2023.4
（全民阅读 . 中医科普进家庭丛书）
ISBN 978-7-5132-8064-8

Ⅰ . ①中… Ⅱ . ①何… ②陈… Ⅲ . ①本草 – 普及读物 Ⅳ . ① R281-49

中国国家版本馆 CIP 数据核字（2023）第 039758 号

中国中医药出版社出版

北京经济技术开发区科创十三街 31 号院二区 8 号楼
邮政编码　100176
传真　010-64405721
河北品睿印刷有限公司印刷
各地新华书店经销

开本 710×1000　1/16　印张 13　字数 171 千字
2023 年 4 月第 1 版　2023 年 4 月第 1 次印刷
书号　ISBN 978 – 7 – 5132 – 8064 – 8

定价　39.80 元
网址　www.cptcm.com

服 务 热 线　010-64405510
购 书 热 线　010-89535836
维 权 打 假　010-64405753

微信服务号　zgzyycbs
微商城网址　https://kdt.im/LIdUGr
官 方 微 博　http://e.weibo.com/cptcm
天猫旗舰店网址　https://zgzyycbs.tmall.com

如有印装质量问题请与本社出版部联系（010-64405510）
版权专有　侵权必究

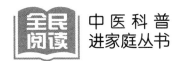

《中医说本草》编委会

总主编 何清湖

主　编 陈运中

副主编 李成年　吴和珍

编　委 颜春潮　刘　毅　蔡　羽　曾　飞

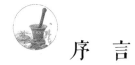

序　言

"中医药学是中华民族的伟大创造，是中国古代科学的瑰宝。""中医药学包含着中华民族几千年的健康养生理念及其实践经验。"中医药学是我国珍贵的文化遗产，是打开中华文明宝库的钥匙，是中华文明得以延续和发展的重要保障，经历了数千年的沉淀与发展，直至今日依然熠熠生辉。中医药学积累了大量宝贵的健康养生理论及技术，如食疗、药疗、传统功法、情志疗法及外治疗法等，这些在我们的日常生活中处处可见，有着广泛的群众基础。

2016年2月26日，国务院印发《中医药发展战略规划纲要（2016—2030年）》，其中明确指出："推动中医药进校园、进社区、进乡村、进家庭，将中医药基础知识纳入中小学传统文化、生理卫生课程，同时充分发挥社会组织作用，形成全社会'信中医、爱中医、用中医'的浓厚氛围和共同发展中医药的良好格局。"为了科普中医药知识，促进全民健康，助力"健康中国"建设，中华中医药学会治未病分会组织全国专家学者编撰《全民阅读·中医科普进家庭丛书》。整套丛书包括10册，即《中医说本草》《中医说古籍》《中医说孩子》《中医说老人》《中医说女人》《中医说男人》《中医说情绪》《中医说调摄》《中医说养生》《中医说疗法》。我们希望通过《全民阅读·中医科普进家庭丛书》向广大群众传播中医药知识，让老百姓相信中医、热爱中医、使用中医。

本套丛书编写的目的是通过"中医说"向老百姓普及中医药文化知识

及养生保健方法，因此在保证科学性与专业性的前提下，将介绍的内容趣味化（通俗易懂）、生活化（贴近实际）、方法化（实用性强）。

1. 科学性：作为科普丛书，科学性是第一要素。中华中医药学会治未病分会委员会组织行业内的知名专家学者编撰本套丛书，并进行反复推敲与审校，确保科普知识的科学性、专业性与权威性。

2. 通俗性：本书在编写过程中肩负着重要的使命，就是如何让深奥的中医药知识科普化，使博大精深的中医药理论妙趣横生，从而能够吸引读者。因此，我们对中医药理论进行反复"咀嚼"与加工，使文字做到简约凝练、通俗易懂。

3. 实用性：本书内容贴近实际，凝练了老百姓日常生活中常遇到的健康问题，重视以具体问题为导向，如小孩磨牙、老年人关节疼痛、女性更年期综合征、男性前列腺问题等，不仅使读者产生共鸣，发现和了解生活中的常见健康问题，同时授之以渔，提供中医药干预思路，做到有方法、实用性强。

总之，《全民阅读·中医科普进家庭丛书》每一分册各具特色，对传播中医药文化、指导老百姓的养生保健有良好的作用。在此特别感谢中华中医药学会治未病分会、湖南中医药大学、湖南医药学院等单位对本套丛书编撰工作的大力支持。对一直关心、关注、支持本套丛书的专家学者表示诚挚的感谢。

由于时间比较仓促，加之编者水平有限，难免存在一些不足之处，恳请广大读者提出宝贵的意见和建议，以便有机会再版时修正。

中华中医药学会治未病分会主任委员
湖南中医药大学教授、博士生导师　何清湖
湖南医药学院院长
2022 年 12 月

前　言

把大自然最好的礼物送给您

　　龙归大海，鸟入山林。人生一大惬意之事莫过于在繁华喧嚣的都市中，紧张工作之余能到大自然中漫步放松。当我们行于山林时，是否想过，我们身处一座宝库之中？没错，就是中医药的宝库。在这座宝库里，有神农尝百草留给中华民族的中草药，如甘草、人参、芦根、川芎等；有自然界历经风霜形成的矿物药，如芒硝、炉甘石等；有百余种动物身上的血肉有情之品，如鸡内金、蜈蚣、全蝎、僵蚕、水蛭等。中华文明五千年，中医药文明亦如是。

　　早在1983—1987年，我国开展了第三次全国中药资源普查，普查结果显示，我国中药材总数高达12807种，浩瀚无边，让人叹为观止。五代后蜀医学家韩保升说："药有玉石、草木、虫兽，而直云本草者，为诸药中草类药最多也。"自古相沿便将中药称"本草"，所以本书名曰《中医说本草》。近年来，中药这个中华文明瑰宝风靡世界。2015年，诺贝尔奖获得者屠呦呦的获奖致词题目是：青蒿素——中医药给世界的一份礼物。这对于中医人来讲，何其振奋！我愿毕生研究中药的奥秘，如登高峰，如饮甘泉，孜孜以求，永不停歇。

　　赠人玫瑰，手有余香！这份大自然最好的礼物就在我们的身边，等待着我们去打开；这座伟大的宝库就在我们的身边，等待着我们去探索。作为一名中医人，我想通过这本书将礼物送到您的手中。中药不仅可以用于医疗、科研，还可用于药膳、食疗等。远的不说，厨房里的陈皮、肉桂、大茴等，不都是"药食两用"的药材吗？"百姓日用而不知"的中药，离我们每个人都很近，我们每个人都离不开它。所以，我们要主动去接触它，让它为我们的健康保驾护航。

中药，不仅是一门医学，同时也是一种文化，是中华文明的一部分。在本书里，我介绍了中药的发展历史及分类，同时还介绍了一百一十五种常见的中药。每味中药都说明了它的功效、用途，还有关于它的经典方剂。事实上，每一味中药都已深深植根在中华文化之中，所以我还介绍了部分中药的美丽传说。中药万余种，是我们的无数先人一一探索发现验证的，这其中蕴含了中华民族顺应自然、开拓自然的伟大精神。我们在阅读这本书的时候，也在悄然传承着中华文化。

古诗有云：读书破万卷，下笔如有神！

我也想拽文：闲来读本草，人得精气神！

身体是革命的本钱，健康永远都是第一位的。读一读本书，相信您对中药会有更深的认识，对健康也会有更深的认识，精气神会更加充足，会更加健康长寿！

陈运中

2022 年 12 月

目 录

第一章 杏林岐黄术，神农百草经

第一节 本草历史五千年 　　003
第二节 中药分类有特点 　　004
第三节 君臣佐使合理配 　　006
第四节 用药禁忌"十八反" 　　007

第二章 落红不是无情物，化作花药更护人

第一节 盛艳牡丹花为王 　　011
第二节 大朵芍药花为相 　　012
第三节 紫红玫瑰花为媒 　　013
第四节 金秋气爽菊花黄 　　015
第五节 花好月圆桂花香 　　017
第六节 金银两样一枝花 　　018
第七节 冰川屹立是雪莲 　　020
第八节 含苞待放郁金香 　　021
第九节 江南芬香茉莉花 　　023
第十节 云裳仙子百合花 　　024
第十一节 红花颜色掩千花 　　025

第十二节	小池南畔木芙蓉	027
第十三节	丁香初结小银钩	028
第十四节	蜂声满园采槐花	030

第三章　此中确有疗效在，为见根药似卧龙

第一节	道地药材怀山药	035
第二节	清热解毒板蓝根	036
第三节	黄芪煮粥荐春盘	038
第四节	春水芦根看鹤立	039
第五节	烟香风软人参蕊	040
第六节	云南三七金不换	042
第七节	补中益气太子参	043
第八节	清补之品西洋参	045
第九节	频能通汗信柴胡	046
第十节	暑喝麦冬百病消	048
第十一节	风湿痹痛用防风	049
第十二节	茫茫大漠求锁阳	051
第十三节	正当归时又不归	052
第十四节	大黄泻下如虎狼	054
第十五节	乍吃黄连心自苦	056
第十六节	黄芩枝头噪鸟多	057
第十七节	安神修息看天麻	059

第四章　山果不充饥，入药更神奇

| 第一节 | 合中虚贮决明子 | 063 |

第二节	夏服栀子无暑意	064
第三节	山楂适口开脾胃	065
第四节	头痛鼻渊苍耳子	066
第五节	清热润肺胖大海	068
第六节	旋折荷花剥莲子	069
第七节	龙眼见来形似橘	070
第八节	三钱莱菔换红顶	071
第九节	大枣汤将脏躁冲	073
第十节	王不留行送出城	074
第十一节	生津安神乌梅好	075
第十二节	三楚白云生佛手	076
第十三节	枳实理气如虎狼	078
第十四节	银杏低垂颗颗圆	080

第五章　落叶满阶红不扫，妙手处之能入药

第一节	日晴桑叶绿宛宛	085
第二节	泻下导滞番泻叶	086
第三节	寒侵艾叶知霜重	087
第四节	摘尽枇杷一树金	089
第五节	烦暑最宜淡竹叶	090
第六节	悠悠淡紫有苏叶	091
第七节	良药苦丁茶为饮	092
第八节	清雅芦荟颜为王	093
第九节	性中当有淫羊藿	094
第十节	韭菜实乃帝家肴	096

第六章　齿漱石泉消酒渴，手挼草药染衣香

第一节　茎籽功高益母草　101

第二节　清热燥湿龙胆草　103

第三节　窄袖春衫甘草黄　104

第四节　历雪经霜夏枯草　106

第五节　良山西岭鱼腥草　107

第六节　取液滴耳虎耳草　109

第七节　楼外江山展翠屏　110

第八节　一味车前水泻停　112

第九节　剑舞有神通草圣　113

第十节　诗情画意仙鹤草　114

第十一节　重楼七叶一枝花　116

第十二节　桂枝香里立多时　117

第十三节　解表第一属麻黄　118

第十四节　千年青蒿担重任　119

第七章　荷叶杯中倾绿酒，皮药入肚护胃肠

第一节　强筋健骨五加皮　125

第二节　排除水湿冬瓜皮　126

第三节　一枝红皱石榴皮　127

第四节　合欢皮里无惆怅　128

第五节　一瓣陈皮忆故香　130

第六节　宽胸散结瓜蒌皮　131

第七节　翠绿如衣西瓜皮　132

第八节　人间要数黄柏苦　133

第九节	温中下气厚朴功	135
第十节	树中杜仲情常在	136

第八章　山海寻菌藻，为君解病忧

第一节	折秋华兮采灵芝	141
第二节	茯苓怪状窟中神	142
第三节	水热互结猪苓汤	143
第四节	山珍海味猴头菇	144
第五节	清白高洁银耳汤	145

第九章　有情之品动物药，扶正补益精气神

第一节	阴错阳差见牛黄	149
第二节	冬虫夏草名符实	150
第三节	食药两佳海中参	152
第四节	平肝息风羚羊角	153
第五节	清热散毒水牛角	154
第六节	祛瘀通经穿山甲	156
第七节	暗服阿胶不肯道	157
第八节	仙人蝉蜕几经年	158
第九节	巧用地龙治疱疹	160
第十节	补肝益肾鹿茸角	162
第十一节	接骨疗伤土鳖虫	163
第十二节	东方自信出僵蚕	164
第十三节	最是有情紫河车	165

第十章 深山出矿药，疗效更独到

第一节	名医救子用石膏	169
第二节	硫黄硝石黑火药	170
第三节	鼎内朱砂烹炼就	171
第四节	端午佩香饮雄黄	172
第五节	收敛吸湿炉甘石	173
第六节	真契当如磁石铁	174
第七节	滑石甘草六一散	175
第八节	内外两用西月石	177
第九节	儒医镇惊用龙齿	178
第十节	芒硝西瓜结成霜	180

第十一章 药材变饮片，九制化神奇

第一节	九蒸九晒合阴阳	183
第二节	熟地用来百岁连	184
第三节	幽人只采黄精去	185
第四节	乌发还看何首乌	186
第五节	老人肠燥肉苁蓉	188
第六节	仙家上品黑芝麻	189
第七节	枸杞一名仙人杖	190
第八节	红参大补气血固	191

第一章
杏林岐黄术，神农百草经

从神农尝百草到李时珍编纂《本草纲目》，再到现在常用的《中药大辞典》等，中华民族对本草的研究从未停止。中药是中医学的文化积淀，历经五千年余年而日趋兴盛。有人认为中药的现代化作用以"养生保健"为主，其实这一认知失之偏颇。中药的分类方式有许多，不同药物的性味均有不同，不同特点的病证所需的药物性味也有区别，组方时往往以君、臣、佐、使四种不同的角色来搭配，药物的使用禁忌也有很深的学问。杏林岐黄术，让我们一起来了解一下本草的故事。

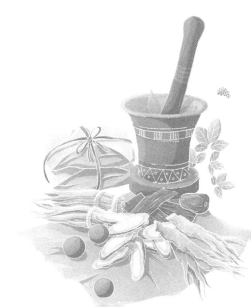

第一节 本草历史五千年

中药，顾名思义就是在中医学领域使用的药物。因为中药以草药为主，素有"诸药以草为本"的说法，所以中药也称本草。

关于中药的来源，大家都知道神农尝百草的故事。神农氏是三皇五帝之一，传说在他生活的年代，人们对植物的了解几乎为零，经常有百姓误食有毒的植物而死，还有更多的百姓得了病却无法得到治疗。神农氏十分揪心，打算为百姓找出来哪些植物能吃，哪些植物有毒，哪些植物能治病。他冒着生命危险，一种一种地尝试，逐渐总结出了许多药用植物的知识。后来他尝到了断肠草，此草剧毒无比，因为一时找不到解药，以致中毒而死。

其实，神农氏代表着所有积累中药使用经验的人们。在远古时代，我们华夏民族的祖先在采食植物和狩猎过程中会接触到大量的植物、动物等，这些生物有的能够饱腹和疗伤，但有的却会让人中毒或死亡。千百年的积累下来，人们慢慢能够分辨它们的药效和毒性，又经过无数次有意或无意的观察和试验，逐渐形成了对药物的初步认识。

到了汉代，若干医药学家总结前辈的用药经验并编纂成了我国第一本药物专著——《神农本草经》。此后，医药学家们更加重视对中药的研究，中药学也渐渐系统化。发展到唐代时，政府组织编纂了第一本官方药典——《新修本草》，更是为中药学的规范化、系统化打下了良好的基础。寻常百姓对中药的了解也开始多了起来，中药融入了寻常百姓家。此后，不同方面、不同偏重点的药学专著慢慢现身。

中药研究在李时珍身上绽放出了最璀璨的光芒。李时珍用近三十年的光阴，走遍了我国的大江南北，编纂成《本草纲目》一书。这本书可谓无

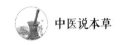

人不知无人不晓,"本草"更是成了中药的代名词。

十七世纪初,西方医药知识传入我国,传统的中医学面临巨大挑战。二十世纪初,国民政府甚至要全面取缔中医、中药,中医学迎来了最危急的时刻。好在,因中医药数千年来为华夏儿女保驾护航,无数仁人志士为它的发展奔走,终于推翻了国民政府这一荒谬的政策。本草以其顽强的生命力存活了下来。

中华人民共和国成立后,中医药文化得到了迅猛的发展。《中华人民共和国药典》《中药大辞典》及各类中药学教材让本草走进了校园,也走进了社会。屠呦呦从中药青蒿中提取出青蒿素并获得诺贝尔生理学或医学奖,更是证明了本草中饱含着无穷智慧,进一步将本草推向了国际。

第二节　中药分类有特点

中药的分类方法有许多,最常见的就是依据中药的来源和部位进行分类。常见的中药种类包括植物类、菌类、动物类、矿物类等,其中植物又可分为花、叶、根、茎、果实等。每一种类的药物间存在某些共同的药用特点,我们选择其中的几类来简单介绍一下。

植物药是中药的重要组成部分。其实,植物在有些方面和人类有些相似,我们可以把植物和人类做一下对比,来更直观地了解植物药的药效特点。

人类需要呼吸,植物也需要呼吸。植物的呼吸行为基本上是由叶来完成的,所以叶类似于人体的肺。叶类中药,如桑叶、枇杷叶、苏叶等,有宣肺气、散邪气、调肺气的作用。人体需要通过发汗来调节体温,植物也需要。植物依靠叶的蒸腾作用调节温度,所以许多叶类中药和全草中药,如淡竹叶、鱼腥草、大青叶等，能够清热泻火、清热解毒。

花和叶的作用在本质上的区别不大。有一种说法称花是由叶子发展而来的。许多花类中药，如金银花、野菊花等，也有清热解毒的作用。花一般都会散发香气，使人愉悦，因此许多花类中药能够调节人的情志。植物开花结果，犹如人类怀胎产子，部分花类中药，如玫瑰花、槐花等，就有调节女性月经的作用。

植物的根牢牢固定在土壤中，和茎一起支撑着植物，让植物开花散叶。根和茎就如同人体的骨骼肌肉，许多根茎类中药能够治疗风寒、湿邪导致的筋骨疾病，如防风、独活等，有祛风除湿的作用。根从土壤中吸收水分、矿物质等营养，因此许多根类药物，如人参、黄芪等，有补血、补气的作用。根茎还能运输水分和养分，如同人类的血管，某些根茎类药物，如三七、丹参等，就有活血祛瘀的作用。

果实类中药在药性方面多属温性，常具有理气和消食的作用。

菌类中药也有很多，比如灵芝、茯苓、冬虫夏草等，它们的共同点就是毒副作用比较小，有益气强身、祛邪等作用，可增强人体免疫力。

动物药（如鹿茸、阿胶等）的药理活性一般来说比植物药要强，尤其在活血化瘀、滋阴补血、软坚散结、收敛固涩、清热利湿等方面。因此，人们称动物药为血肉有情之品。它们能够补充人体五脏的物质亏损，增强机体功能，常作为补药用于多种虚证。

矿物类中药指从自然界采集的可供药用的矿物（如朱砂、炉甘石）、矿物加工品（如芒硝、轻粉）、动物化石（如龙骨）。例如夏季天气炎热，人们出痱子时常常会使用的复方炉甘石洗剂，其主要成分就是矿物类中药炉甘石。炉甘石是碳酸盐类矿物方解石族菱锌矿，主含碳酸锌，从自然界采挖后，洗净晒干，除去杂石即成，具有止痒、敛疮、明目、收湿等功效。

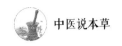

第三节　君臣佐使合理配

我国古人很早就学会了使用单味药物来治疗疾病。在长期的医疗实践过程当中，人们发现将多种药物配合起来使用的效果往往比单用的效果要强得多，因此某些药物间慢慢形成了固定的搭配，这些搭配后来发展成为方剂。

一首方剂往往会含有三四种、七八种甚至十数种药物。这些药物必须要经过合理的利用才能达到良好的治疗效果。每种药物间并非随意组合，而是遵循着严格的规定的。每味药物在方剂中都扮演着不同的角色，分别是君、臣、佐、使。

一首完整的的方剂好比是一个团队。君药是用来治疗主病或者主证的药物，在方剂中起主要作用，就像是"君主"；臣药，就是辅助君药加强治疗主病或者主证作用的药物，或者被用来治疗次病或次证，就好比是朝廷里的丞相等大臣；佐药，就是辅佐君药、臣药起治疗作用，或治疗次要病证，或减轻、消除君药及臣药毒性的药物，就好比是朝廷里的其他文武百官；使药，是主要起调和作用的药物，就像是沟通君臣之间或臣子与臣子之间关系的使节。方剂里的君、臣、佐、使紧密合作，团队工作才能有条不紊；君、臣、佐、使调配得当，才能更好地发挥疗效。

医圣张仲景著有《伤寒杂病论》，书中第一个方剂是麻黄汤，主治外感风寒。我们用麻黄汤作为例子来介绍一下君、臣、佐、使的相互作用。麻黄汤的组成比较简单，分别是麻黄、桂枝、苦杏仁、炙甘草。其中，麻黄是君药，可发汗解表散寒，宣发肺气平喘，起主要的治疗作用；桂枝是臣药，帮助麻黄增强发汗解表的功效；苦杏仁是佐药，能降肺气，帮助麻黄平喘；炙甘草是使药，可调和诸药，又可制约麻黄和桂枝，以防发汗太过。

这四味药物相互补充、相互协调，团结合作攻克疾病，这个方子也因为药效显著而成为千古名方。

第四节　用药禁忌"十八反"

中药在应用过程中，大概有以下四种禁忌：

第一种是配伍禁忌。某些药物在一起使用时，会产生毒性或者抑制对方的治疗作用，比如著名的"十九畏"和"十八反"，这些药物不能搭配在一起使用。其中"十九畏"被总结成了一首歌谣，简单来说便是：硫黄畏朴硝，水银畏砒霜，狼毒畏密陀僧，巴豆畏牵牛，丁香畏郁金，牙硝畏三棱，川乌、草乌畏犀角，人参畏五灵脂，官桂畏石脂。而"十八反"指的是：乌头反贝母、瓜蒌、半夏、白蔹、白及，甘草反甘遂、大戟、海藻、芫花，藜芦反人参、沙参、丹参、玄参、细辛、芍药。一般情况下，"十九畏"和"十八反"里的这些药物不能同用。

第二种是妊娠期间的禁忌。某些药物毒性强、药性猛，比如巴豆、牵牛子、麝香；有的药物主活血祛瘀，比如红花、莪术等，使用它们会伤害到腹中的胎儿，因此要避免在妊娠期间使用这些药物。这些药物的使用禁忌也被编成了这样一首歌谣——

> 蚖斑水蛭及虻虫，乌头附子配天雄。
>
> 野葛水银并巴豆，牛膝薏苡与蜈蚣。
>
> 三棱芫花代赭麝，大戟蝉蜕黄雌雄。
>
> 牙硝芒硝牡丹桂，槐花牵牛皂角同。
>
> 半夏南星与通草，瞿麦干姜桃仁通。
>
> 硇砂干漆蟹爪甲，地胆茅根与䗪虫。

第三种是服药期间的饮食禁忌。服药期间，因为疾病性质和药性的关

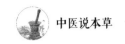

系，某些生冷、黏腻、腥臭等不容易被消化及有特殊刺激性气味的食物要避免食用，这也是俗话说的"忌口"，比如患寒性疾病的患者不适合吃生冷食物，患热性疾病的不适合吃辛辣油腻食物，患疮疡皮肤病的不适合吃鱼虾牛羊等腥膻食物，经常头晕失眠、烦躁易怒的患者不适宜吃胡椒、辣椒、大蒜，也不适宜喝酒等。

还有一种是证候用药禁忌。也就是说若某种病证不适宜服用特定的某种或者某类药物，比如麻黄的发汗能力强，不适宜用于表虚自汗、肺肾虚喘的患者。这种禁忌情况比较复杂，内容也比较广，我们在接下来的章节中也会就具体的药物来聊聊这些证候禁忌。

第二章
落红不是无情物,化作花药更护人

玫瑰、芍药、菊花……生之美若天仙,落红情比金坚。自然界对于人们的馈赠不仅限于生命之需,更有那些锦上添花的物件。有人说,玫瑰代表爱情,牡丹代表富贵,芍药代表纯洁,百合代表美好……每一种花的存在不仅为自然界增添了无限风采,也为人们带去了美好的希冀。不过,鲜花的美好不仅在于绽放之时。"落红不是无情物,化作春泥更护花",便是借花朵书写的诗句。其实,花也是药,就像那全身是宝的牡丹花,清凉解热的菊花,散寒止痛的桂花……在古时候,中医大家便常常以花入药。人们将晾晒后的花冲泡作茶饮,也有人将花瓣或者根茎酿成香酒。花之所用,实之大也!

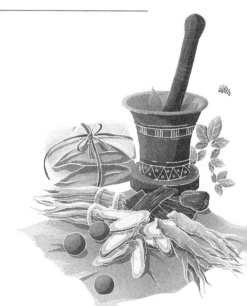

第一节　盛艳牡丹花为王

提起牡丹花，可谓无人不知无人不晓。成语"国色天香"原本就是用来形容颜色和香气不同于一般花卉的牡丹花，后来也用来赞美女子的美丽。

关于牡丹花的传说有很多，比如在清代小说《镜花缘》中记载了这样的一则故事。有一年冬天，登基为帝的武则天酒醉游御花园。她看到天寒地冻，百花凋谢，心中郁闷，便传了一道圣旨，令百花盛开。命令发布后，其他花都绽放了，只有牡丹无动于衷。武则天见牡丹抗旨不遵，非常生气，命令把牡丹花都烧了，并且把烧焦的牡丹扔到洛阳郊外的邙山沟壑中。没想到牡丹生命力极其顽强，在得到洛阳邙山水土的滋养后，居然重获新生，开出了更灿烂的花。此后人们都赞赏牡丹有傲骨，称呼它为"花中之王"，洛阳的这个牡丹品种便被称为"洛阳红"，也被叫作"焦骨牡丹"。后来，牡丹被定为洛阳市的市花。

《神农本草经》记录了牡丹的药性、别名等，它"味辛寒……一名鹿韭，一名鼠姑，生山谷"。《神农本草经》是我国最早的药学著作，是中医四大经典著作之一。另外三本分别是《黄帝内经》《难经》《伤寒杂病论》。《神农本草经》相传是神农尝百草后所作，其实是先秦医家不断总结用药心得的成果，大约在东汉时期被整理成书。此书收录了牡丹，可见早在东汉时期，牡丹就开始被当作药物使用了。

牡丹原产于我国长江、黄河流域。人们发现它的药用价值和观赏价值后，便开始进行人工栽培，培育出了大量不同的品种。

当然了，在我们这本书里，重点还是把牡丹当作中药来介绍。我们在介绍中药时一般都会描述它的性味，"性"指的是药性，"味"指的药味。药性有四种，分别是温、热、寒、凉，统称为四性。此外还有平性，即为

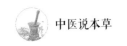

平和的药性。药味有五种最基本的类型，分别是酸、苦、甘、辛、咸，统称为五味。每味中药的性味都不尽相同。

牡丹花味苦，药性平和，有调经活血的作用，临床上用于妇女月经不调、经行腹痛等，一般采用煎汤的方式进行内服。牡丹花除了单用，还能配伍其他药物组成方剂，也可以用来制作药膳。清代名医黄云鹄曾经作了一本《粥谱》，含有二百三十多种粥谱，其中一种粥为"牡丹花粥"，它的做法很简单，用牡丹花配合粳米和白糖就能熬制出。同样是清代名医的陈笏庵曾作《胎产秘书》，书里有一个"立竿见影方"，由黄葵花、牡丹花等药物组成，有活水瘦胎和软骨的功效，用来治疗死胎不下、横生逆产。

其实，相比于牡丹花，牡丹的干燥根皮入药在临床中更为常用，这种中药叫作牡丹皮，具有清热凉血、活血化瘀、退虚热等功效，是常用的凉血祛瘀药之一。

虽然我们在书中介绍了牡丹花、牡丹皮的用法和功效，但毕竟人体的构造非常复杂，疾病也因人而异，读者朋友们在感到身体不适时，一定要及时到正规医院就诊，由专业医生进行诊治。

第二节 大朵芍药花为相

我国的花卉品种非常多，其中芍药和牡丹常被人们一并提及，因为这两种花盛开时都极为大气美艳。牡丹花被称为"花中之王"，而芍药花被称为"花中宰相"。二者的相同点不少，但区别也有很多。

牡丹是木本植物，芍药却是草本植物，有时候芍药也被称为草芍药。芍药的花瓣很大，颜色鲜艳，妩媚多姿，如同娇美女子的容貌，因此也被称为"娇容"。古时候，人们在别离时习惯赠送芍药花，以表达惜别之情，所以芍药也被称作"将离"。李时珍在《本草纲目》中记载，芍药按照花色可划分为两种，白色的叫金芍药，红色的叫木芍药。

根据记载，芍药花可以入药，有通经活血的作用，主要适用于女性。它可以用于妇女闭经，也能治疗干血痨。干血痨这种病证的临床表现通常是身体羸瘦、骨蒸潮热、腹胀、不思饮食、肌肤干枯甲错、面目黯黑，或五心烦热，或畏寒肢冷、脉虚无力等。另外，芍药花还能治疗赤白带下，这种病证的表现为白带异常，颜色红白相杂，味臭。

不过，与牡丹一样，芍药在临床中更多是以根入药，分为白芍及赤芍，其中赤芍是毛茛科植物芍药或者川赤芍的干燥根。白芍能益脾，有养血敛阴、柔肝止痛的作用；赤芍能够散邪，有清热凉血、散瘀止痛的作用。

我国最早的诗歌总集《诗经》里也记载着关于芍药的故事。原来在西周、春秋战国时期，中原地带有个诸侯国叫作郑国。郑国境内有两条河，分别叫作溱、洧，在位于河南省的双洎河的上游。郑国有个节日，叫作上巳节，也叫作三月三。每年三月初三，人们都会在这两条河边举行盛大的聚会。当时，人们都会在河水里沐浴，意在洗去不吉祥的东西，祈求幸福和安宁。窈窕淑女，君子好逑，男女青年们也借此机会互相倾诉爱慕之意，互赠芍药来表达情意。《诗经·郑风·溱洧》里就描述了这个场景，上面写道："维士与女，伊其相谑，赠之以勺药（即芍药）。"

第三节　紫红玫瑰花为媒

玫瑰花象征着浪漫，象征着爱情，也象征着热情。现代男士在表达爱意的时候通常会送玫瑰花给女士。历史上关于玫瑰花的故事不计其数，不止有关于爱情，还有关于战争。

十五世纪中后期，英国王室有两个实力强大的家族，分别是兰开斯特家族和约克家族。这两个家族都选择了玫瑰作为族徽的标志，其中兰开斯

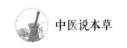

特家族选择红玫瑰为族徽，约克家族选择白玫瑰作为族徽，可见玫瑰在当时王室的受欢迎程度很高。

两个家族为了争夺王位而不断发起战争。战争持续了三十年，最后以两个家族的联姻而结束，徽章也改成了红白玫瑰。后来，玫瑰也被定为英国国花。此后英国进入都铎王朝的统治时期，也标志着英国迈向文艺复兴时代。大文豪莎士比亚创作的戏剧《亨利六世》中以伦敦坦普花园的两朵玫瑰被拔为战争开始的标志，后来人们便称呼这场战争为"玫瑰战争"。

其实，玫瑰花也是一味中药。玫瑰的栽培在我国历史上可以追溯到汉武帝时期。经过两千余年的繁衍变迁，玫瑰花的品种也在不断增多。不过，玫瑰花在中医药中的使用时间不是很长。玫瑰花入药的最早记载见于《食物本草》这本书，成书于明代。

中药里的玫瑰花指的是蔷薇科植物玫瑰的干燥花蕾，是一味理气药。玫瑰花味甘、微苦，性温，有行气解郁、和血止痛的作用。玫瑰花的用法很简单，取晒干的玫瑰花3～6g，煎服或者单用泡茶即可。

玫瑰花的适应证主要有以下三个方面：

第一是肝胃气痛。玫瑰花芳香行气，味苦疏泄，有疏肝解郁、醒脾和胃、行气止痛的功效，用来治疗肝郁犯胃造成的胸胁脘腹胀痛、呕恶食少，可与香附、佛手、砂仁等配伍。

第二是月经不调、经前乳房胀痛。玫瑰花善疏解肝郁、调经，治肝气郁滞之月经不调、经前乳房胀痛时，可与当归、川芎、白芍等配伍。

第三是跌打伤痛。本品味苦疏泄，性温通行，故能活血散瘀以止痛。治疗跌打损伤、瘀肿疼痛时，可与当归、川芎、赤芍等配伍。

除了单用和组成方剂，玫瑰花还能制作成酒。《中国医学大辞典》记录了白玫瑰露酒的做法。其组成很简单：白玫瑰花50g，玫瑰精少许，代代花100g，原高粱5kg，冰糖500g。此酒能够舒肝郁、止腹痛、悦脾胃、进饮食、理滞气、宽中宫，主治诸般风痛。

玫瑰花不仅在我国入药使用，在西方也被广泛应用。玫瑰花制作的玫瑰油，是世界上最昂贵的精油之一，五吨重的玫瑰花只能提炼出一公斤左右的玫瑰油。它在调整女性内分泌、改善痛经方面有一定的作用，具有较好的美容护肤作用，因而广受欢迎。这也是中西方文化存在共通之处的一种体现，人们对美好的事物常常会用大量的时间来研究和探讨。

第四节　金秋气爽菊花黄

民间向来有"花中四君子"的称呼，它们分别是梅、兰、竹、菊，可见菊花有君子之风。

"采菊东篱下，悠然见南山。"这是东晋诗人陶渊明所作的流传千古的名句，体现了诗人宁静致远、淡泊明志的心态。陶渊明一生最爱菊花，因为菊花身上傲骨坚贞的品格和自己颇有几分相似。

菊花除了用于观赏，还被赋予了吉祥、如意、团圆、安康等众多含义，也成了许多风俗的载体，比如每到九月初九重阳节，就会阖家欣赏菊花。唐代诗人孟浩然在名作《过故人庄》中描述了这个风俗："待到重阳日，还来就菊花。"

菊花生命力顽强，对生存环境没有多少讲究，因此到处都能看到它的身影。作为中药时，菊花是一味重要的解表药，有发散风热的作用。它以干燥头状花絮入药，采摘后，拣去杂草，阴干，或蒸后晒干等，然后再煎汤服用。

菊花味甘、苦，性微寒，有散风清热、平肝明目、清热解毒的功效。它基本上用在以下四个方面，我们来一一进行介绍。

首先是用来治疗风热感冒、温病初起。菊花体轻达表，气清上浮，微寒清热，功能疏散肺经风热，但发散表邪之力不强，所以经常用来治风热

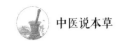

感冒，或温病初起、温邪犯肺引起的发热、头痛、咳嗽等症。菊花与性能功用相似的桑叶常相须为用，并常配伍连翘、薄荷、桔梗等，如桑菊饮。

前面提到的相须是中药的七种相互作用之一，也是中药临床应用的七种基本规律之一。这七种作用我们称之为"七情"，分别是单行、相须、相使、相畏、相恶、相反、相杀。这里介绍一下单行和相须。

所谓单行，是指用单味药就能达到预期治疗效果，不需要其他药物辅助。而所谓相须，即性能功效相类似的药物配伍使用，可以增强原有疗效，比如大黄与芒硝合用，能明显增强攻下泻热的治疗效果，再比如刚才提到的桑叶和菊花。

我们再来说说桑菊饮的药物组成：苦杏仁 6g，连翘 4.5g，薄荷 2.5g，桑叶 7.5g，菊花 3g，桔梗 6g，生甘草 2.5g，芦根 6g。用水 400mL，煮取 200mL，日二服。因方中药物均为轻清之品，所以煎煮的时间不能太久。

其次是治疗肝阳上亢证。菊花性微寒，能清肝热、平肝阳，常用治肝阳上亢、头晕目眩，常与石决明、珍珠母、白芍等平肝潜阳药同用。当治疗肝火上攻而导致的眩晕、头痛，以及肝经热盛、热极动风的患者时，可与羚羊角、钩藤、桑叶等清肝热、息肝风药同用，如羚角钩藤汤。

然后是治疗目赤昏花。菊花苦泄，微寒清热，既能疏散肝经风热，又能清泄肝热以明目，可用来治肝经风热或肝火上攻导致的目赤肿痛。治疗前者时常与蝉蜕、木贼、僵蚕等疏散风热明目药配伍；治疗后者常与石决明、决明子、夏枯草等清肝明目药同用。如果患者的肝肾精血不足、目失所养，导致眼目昏花、视物不清，可以配伍枸杞子、熟地黄、山茱萸等滋补肝肾、益阴明目药，如杞菊地黄丸。

最后还能用来治疗疮痈肿毒。这时常配伍金银花、生甘草等药。

其实菊花的品种很多，不同品种的侧重点各不相同，临床主要应用的有白菊花和黄菊花。黄、白两菊，都有疏散风热、平肝明目、清热解毒的功效。白菊花味甘、清热力稍弱，长于平肝明目；黄菊花味苦，泄热力较强，常用于疏散风热。与菊花名称相似的野菊花味苦、辛，清热解毒的力量较强，优于菊花。

现代药理学研究显示，菊花水煎剂对金黄色葡萄球菌、结核杆菌等有一定的抑制作用，菊花制剂还有解热、缩短凝血时间等作用。

菊花的应用虽广，但并不是所有人都适合，比如气虚胃寒、食少泄泻等人群，就要慎用菊花。

第五节　花好月圆桂花香

我国曾经举办过两次群众性全国名花评选活动，有十种传统名花跻身全国名花行列，被称作"中国传统十大名花"。桂花就是其中之一。

桂花最大的特点就是香气十分浓郁，就够将人包裹在香味之中。桂花的叶子长得像古代臣子上朝时候所用的玉圭，因此人们称呼它为"桂"；桂花香气似乎能飘出千里，如同仙人一样御风远游，因此也被称为"仙友"；部分桂花树生在岩石山岭之上，所以也被叫作"岩桂"；桂花在秋天盛开，所以也被称作"秋香"。至于桂花其他的别称更是数不胜数。

很久以来，桂花象征着许多美好的东西，如崇高、贞洁、荣誉、友好等。晋代郤诜曾用"桂林之一枝"向晋武帝比喻自己举贤良对策的才能为天下第一，因此后来人们把考生科举及第比喻为"折桂"，寄托高中状元的愿望。

早在春秋战国时期的文人作品中，桂花就开始绽放它的魅力，比如《吕氏春秋》中就盛赞道"物之美者，招摇之桂"。公元前111年，汉武帝破南越，也就是现在广东、广西一带，在上林苑中种植了许多奇花异草，其中就包括一百株桂花。可见从很早开始，桂花就成了名贵的花卉和供品。

中药桂花属以花入药的范畴，一般在9～10月开花时采收，拣去杂

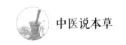

质，阴干，密闭贮藏。桂花味辛，性温，有化痰止咳、散寒止痛的功效，主治痰饮咳喘、脘腹冷痛、肠风血痢、经闭痛经、寒疝腹痛、牙痛、口臭。桂花既可以内服又可以外敷，两种用法都比较简单。内服时，多采用煎汤的方法，一般取3～9g，也可以泡茶服用。桂花经常与其他药物配合起来治疗一些常见病，比如治胃寒腹痛时，可以配伍高良姜、小茴香煎服；还能治胃寒气滞疼痛，常常搭配香附、高良姜、砂仁等，水煎服；还可以治疗经闭腹痛，配伍益母草、艾叶、月季花等，水煎服。外用时，可取适量桂花煎汤含漱治疗口臭，或蒸热外熨，可以起到止痛的作用。

桂花是方剂八仙茶的组成部分之一。方子由这些药物构成：薄荷叶（洗净）30g，甘松（净）9g，硼砂12g，檀香12g，紫苏叶15g，儿茶15g，梅花冰片3g，藿香叶9g，桂花3g，乌梅肉6g。把这些药物研磨为极细的粉末，和甘草240g一起煎成膏，搓成黄豆大的丸剂，每次服用时含上一颗即可，有化痰、清头目、行气止渴、消食、辟秽等作用。

第六节　金银两样一枝花

中药金银花又叫忍冬花，是植物忍冬的干燥花蕾或带初开的花。据说因为它是多年生半常绿木质藤本植物，能熬过寒冷的冬天，所以有这么一个别称。

其实生物的分类依次是界、门、纲、目、科、属、种，植物忍冬就是忍冬科忍冬属植物。忍冬科类别里还有许多植物，如华南忍冬、黄褐毛忍冬等。忍冬主产于河南、山东等地；华南忍冬多分布于广东、广西、海南等地；黄褐毛忍冬分布于广西、贵州、云南等地。

《本草纲目》中记载："三月开花，五月出，微香，蒂带红色。花初开则色白，经一、二日则色黄，故名金银花。"这里的意思是金银花刚开花的时候是白色的，一段时间过后转为黄色，黄为金，白为银，所以叫作金银花。此外，忍冬除了以花入药，它的干燥茎枝也是一味中药，叫作忍冬藤。因为忍冬是一蒂二花，两条花蕊探在外，成双成对，形影不离，就像是鸳鸯对舞，因此忍冬藤又有"鸳鸯藤"的称呼。

金银花味甘，性寒，有清热解毒、疏散风热的功效，主治外感风热或温病发热、中暑、热毒血痢、痈肿疔疮、喉痹等。用时一般煎汤服用，取6～15g，或者做成丸剂和散剂。除了内服之外，金银花也可适量外用，捣碎后敷在体表表现出热毒的地方即可。

金银花的适用范围比较广。第一种是温病初起，发热而不恶寒且口渴的患者，这时候应当与连翘、桔梗、薄荷、甘草等药物一起，煎汤服用。这些药物组成的方子叫作银翘散。银翘散是著名的方剂，我们来说说这个方子的组成：连翘10g，金银花10g，桔梗6g，薄荷6g，竹叶4g，生甘草5g，荆芥穗4g，淡豆豉5g，牛蒡子6g，芦根6g。此方辛凉透表，清热解毒，用于风热感冒、发热头痛、口干咳嗽、咽喉疼痛、小便短赤等。

第二种是汗出后，余下的暑热还留在体内，导致头部微微胀痛，看不清物体的患者，此时应当配伍新鲜荷叶边、西瓜皮、扁豆花等药物一起服用。

第三种是患疮疡肿痛的患者。金银花可止痛排脓，搭配甘草等药物服用。治疗非常严重的患者时可以与黄芪、甘草等药物一起使用。

除了煎汤外，金银花最广泛的应用是用来制作金银花露。金银花露是利用蒸气蒸馏法提取出来的芳香性无色至淡黄色透明液体，是清火解毒的良品。在炎炎夏季，暑热内犯肺胃导致的中暑等可以使用金银花露。但是因为金银花药性寒，所以脾胃虚寒及疮疡属阴者慎服。

通过上文的叙述，我们可知金银花身上最大的标签就是清热解毒。宋代文人张邦基在《墨庄漫录》还记载了一则关于金银花的故事。

宋徽宗在位时，奸臣蔡京、高俅等人专权，导致民不聊生。苏州太平

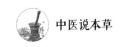

山白云寺生活着许多僧人，依靠上山挖野菜饱腹。有位和尚发现山上长着许多蘑菇，就采摘回来一起煮着吃。没想到这蘑菇有毒，大家各个肚子痛，吐得昏天黑地。好在有人想起鸳鸯草有解毒的作用，便急忙上山采摘。吃下鸳鸯草的僧人得救痊愈，没有吃的最终都病死了。而这则故事中提到的鸳鸯草就是我们现在说的金银花。

第七节 冰川屹立是雪莲

我们在看武侠类影视剧时，经常可以看到这样的情节：主角身受重伤，危在旦夕，关键时刻，主角的朋友建议去寻找天山雪莲，服用之后能"起死回生"。其实这是影视作品对天山雪莲进行了艺术上的夸张。

从天山雪莲的名字上可以看出和雪有关。它是多年生菊科植物，生长在大寒之地，高山积雪之中。天山雪莲主要分布在横贯新疆中部的大山脉天山，因为常年积雪，天山又名白山、雪山。这里的雪莲花最为出名，玉白色的苞片拢着花心，大如拳头，花序看上去像莲花，由此得名。

天山雪莲不仅是难得一见的奇花，更是举世闻名的珍稀药材。它在零下几十度、空气极其稀薄的严寒环境中傲然生长，常年对抗积雪寒冷，造就了它独特的药用价值，成了一味强力的祛风湿药。天山雪莲有温肾助阳、祛风胜湿、通经活血的作用，用于风寒湿痹痛、类风湿关节炎、小腹冷痛、月经不调等。天山雪莲是维吾尔族的习用药材，维吾尔医学认为天山雪莲有补肾活血、强筋骨、营养神经等作用，用来治疗风湿性关节炎、关节疼痛、肺寒咳嗽、小腹冷痛、白带过多等。

天山雪莲以植物的干燥地上部分入药，味微苦，性温。夏、秋两季花开时采收，阴干。用时一般取 3～6g，水煎或酒浸服。外用适量。天山雪莲主要应用于以下三类患者：

一是受风湿痹证折磨的患者。天山雪莲花苦燥温通，有温补之功，既能祛风湿，又能补肝肾、强筋骨，尤宜治疗风湿痹证而寒湿偏盛，以及风湿日久、肝肾亏损而腰膝软弱的患者。可单用泡酒服，或者与五加皮、桑寄生、狗脊等配伍使用。

二是阳痿患者。天山雪莲能补肾壮阳，治疗肾阳虚衰导致的腰膝酸软、筋骨无力时，可单用，也可以用冬虫夏草酒浸饮。

三是月经不调、经闭痛经、崩漏带下的患者。天山雪莲能补肾阳、通经活血，用来治下元虚冷、寒凝血脉导致的月经不调、经闭痛经、崩漏带下时，可单用蒸服，或者与党参等一起炖鸡食用。但需要切记孕妇忌用天山雪莲。

第八节　含苞待放郁金香

郁金香是百合科植物郁金香的花。原产自欧洲，我国引种栽培。而有一味中药叫作郁金，极其容易和郁金香混淆。郁金是姜科植物温郁金等的干燥块根，和郁金香是两种完全不同的药材。大家在学习和生活中要注意辨别。

经过长年累月的杂交栽培，全世界的郁金香已有八千多个品种，被大量生产的有一百余种，红、黄、紫色郁金香都很受人们欢迎。1999年，荷兰人杨·卡罗就发现了一种特别的郁金香，整体呈深紫色羽毛状的鹦鹉形。2014年，这种紫色鹦鹉形郁金香被命名为"国泰"，赋予了世界和平、国家昌盛、人民安康的全新内涵，现已成为国家外事活动、大型庆典等的常用装点陈列，以及高规格礼仪用花。

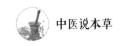

郁金香以花入药，味苦、辛，性平。它具有化湿辟秽的功效，常用于脾胃湿浊、胸脘满闷、呕逆腹痛、口臭苔腻。郁金香在春季开花期采收，鲜用或晒干，能内服，也能外用。内服时，一般取3～5g，煎汤服用。外用时，可取适量泡水漱口。治疗胸腹满闷、呕逆、腹痛时，郁金香常与檀香、丁香、藿香、木香、豆蔻、甘草、砂仁等药物配伍，水煎服。要特别指出的是，郁金香中含有少量毒性生物碱，比如秋水仙碱等，故不宜多服、久服，应遵医嘱。

由郁金香等药物组成的清浊安中汤具有清利湿热、理气安中的功效，主治胃溃疡、十二指肠球部溃疡等属中焦湿热内盛、热重于湿的患者。方子的组成如下：豆蔻12g，厚朴12g，法半夏12g，滑石30g，薏苡仁30g，郁金香12g，珍珠母30g，炙甘草5g。

提到郁金香，很多人都会联想到无尽的花海，联想到动人心魄的魅力。其实关于郁金香还有个大名鼎鼎的历史事件，叫作"郁金香泡沫"。

1554年，外交家布斯拜克第一次把郁金香的种子带入欧洲，送给了他的朋友克卢修斯。克卢修斯可以被称为16世纪影响力最大的园艺家之一，很多人都称他为"郁金香之父"，因为他让郁金香在荷兰绽放。

清新脱俗的郁金香实在太美，很快便受到了热捧。而此时的荷兰经济发达，社会上形成了攀比的风气，都以拥有郁金香为荣。倘若哪个富人家里没有收藏郁金香，就证明这家人并不是贵族。人们都不甘落后，于是越来越多的人投入对郁金香的购买和收藏中。

整个荷兰都为郁金香疯狂了，富人们竞相收购，不惜用农场、房子来交换，甚至有人为了获得一个小郁金香球茎就花掉了自己一半的家产。后来人们发现郁金香经济其实是泡沫经济，不久后便被戳破，无数人倾家荡产。这个事件被称为"郁金香泡沫"。不过，这些悲剧与郁金香本身无关，而是与人们的虚荣攀比相关。

第九节　江南芬香茉莉花

很多花的名字都被用在歌曲当中，好比《牡丹之歌》《好一朵美丽的茉莉花》等。《好一朵美丽的茉莉花》这首歌几乎人人都会哼上两句：

> 好一朵美丽的茉莉花
>
> 好一朵美丽的茉莉花
>
> 芬芳美丽满枝丫
>
> 又香又白人人夸
>
> 让我来将你摘下
>
> 送给别人家
>
> 茉莉花呀茉莉花

它的歌词很简单，但是旋律婉转动听，极富我国民间文化特色，因此一直被广泛关注并应用于重要的场合：

1997年6月30日夜，在香港回归的交接仪式上，民歌《茉莉花》是我国军乐队演奏的乐曲之一；

1999年12月19日夜，在澳门回归的交接仪式上，一曲《茉莉花》由军乐团奏响……

其实，茉莉花也是一味中药，下面我们来说说它的药效。中药茉莉花是植物茉莉的干燥花，除去杂质后晒干用。茉莉花味辛、微甘，性温，有理气、开郁、辟秽、止痛的功效，主治下痢腹痛、头晕头痛、目赤、疮毒。内服时，取3～10g煎汤，或者泡茶服。外用时，煎水洗目，或用菜油浸泡，滴耳使用，用来治疗耳心痛。

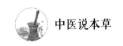

茉莉花可以用在许多病证的治疗上。例如，可以用于治湿浊中阻、脘腹闷胀、泄泻腹痛，这时候配伍石菖蒲等，水煎温服；也可以用来治腹胀腹泻，配伍厚朴、木香、山楂等，水煎服；能治头晕头痛，与鲢鱼头一起用水炖服，也是一道美味的菜肴；能治目赤肿痛，配伍千里光、野菊花等，水煎熏眼或内服；还能治迎风流泪，配伍菊花、金银花等，水煎服。

说起用茉莉花制作的药膳，银杞明目汤是比较常见的一种。此方由以下药物及食材组成：银耳15g，枸杞15g，鸡肝100g，茉莉花24朵，淀粉、料酒、姜汁、食盐各适量。这是一道美味的汤品，能够滋补肝肾、明目美颜，适用于肝肾阴虚所致的视物模糊、双目昏花、面色憔悴等。

茉莉花别具一格，宋代诗人江奎就曾这样赞美它：

灵种传闻出越裳，何人提挈上蛮航。

他年我若修花史，列作人间第一香。

第十节　云裳仙子百合花

百合花素有"云裳仙子"的美称。它的鳞茎由数十片鳞瓣相互抱合而成，有"百片合成"的意思，所以叫作百合。

百合花花色丰富、花形典雅、花姿娇艳，千百年来一直被人们视为百年好合、百事合意的象征，所以人们在送花表达祝福时，常常愿意选择百合。

无论在东方还是在西方，百合都非常受人喜欢。在西方，百合花历来有高雅、纯洁的人文含义，是梵蒂冈的国花。我国文人墨客对百合也不吝赞美之词，把百合、水仙、栀子、梅、菊、桂花及茉莉合称为七香图，可见中西方对百合花的喜爱。

中药百合花指的是百合科植物百合、卷丹等的花，味甘、微苦，性微寒。内服时，一般取 6～12g 煎汤；外用时，取适量研末调敷。

百合花有清热润肺、宁心安神的功效，可以用来治疗咳嗽痰少、眩晕、心烦、天疱湿疮等。治疗小儿天疱湿疮时，需要把百合花暴干研末，混合菜籽油后涂抹。此外，它还能润肺清火。治疗老弱虚晕、有痰有火、头目昏晕时，取百合花 3 朵、皂角子 7 个（微焙），与蜂蜜或者砂糖一同煎服。在使用百合花时，要记住有风邪者忌用。

南北朝时期，梁宣帝发现百合花之美，作诗赞曰："接叶有多种，开花无异色。含露或低垂，从风时偃仰。甘菊愧仙方，藂兰谢芳馥。"此诗赞美它气质不凡，超凡脱俗，矜持含蓄。

植物百合的肉质鳞叶也可以入药，名字即为百合，具有养阴润肺、清心安神的功效，常用于阴虚燥咳、劳嗽咳血、虚烦惊悸、失眠多梦、精神恍惚等。

第十一节　红花颜色掩千花

名字中带有"红花"的中药有两种，一种叫作红花，也叫红蓝花、草红花，花是红色的，叶子稍稍呈蓝色，由汉代张骞从西域引入；另外一种叫作西红花，也叫番红花、藏红花，原产自欧洲等地。我们通常说的中药红花，指的就是前者。其实红花和西红花的功效有很多相同的地方，但是西红花的药性比红花要强一些。

菊科植物红花以其干燥花入药，味辛，性温，有通经活血、散瘀止痛的作用，最常用来治疗妇产科疾病。因为红花的活血作用比较强，所以孕妇忌用，否则可能会造成流产。切记，切记。

现代药理学研究表明，红花具有抗血栓形成、抗凝血、改善微循环、兴奋子宫等作用。用药时一般取 3～10g，用量太大反而会导致血流不止。

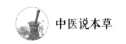

红花是妇产科血瘀病证的要药。所谓要药，是指用来治疗某种特定病证时功效明显的药物，如红花是活血祛瘀的要药、麻黄是发汗解表的要药、黄连是治湿热泻痢的要药等。

红花常常与当归、川芎、桃仁等药物相须为用，治疗血滞经闭、痛经、产后瘀滞腹痛等。当治疗血瘀腹痛的时候，单用红花就能奏效，比如在张仲景在《金匮要略》中记载的方剂红蓝花酒，就是用红花和酒一起煎服。当然了，红花除了单用，也常配伍赤芍、延胡索、香附等理气药使用，以活血止痛。治疗月经不调、产后血晕等时，可以配伍荷叶、蒲黄、牡丹皮等药使用，如红花散。

治疗血瘀经闭、痛经的时候，红花常常配伍当归、赤芍、桃仁等，组成方剂桃红四物汤。这首方剂的药物组成如下：红花6g，桃仁9g，当归、川芎、白芍、熟地黄各12g，水煎服。这个方子由经典方剂四物汤加桃仁、红花组成，其中四物汤由当归、川芎、白芍、熟地黄四味药组成，由此得名，是中医学补血养血的经典方。现代药理学研究表明，桃红四物汤有降脂、扩张血管、抗炎、抗休克、调节免疫功能等作用。

其实，红花在古代常被用来制作染料。唐代诗人李中的诗中曾有这样的描述：

红花颜色掩千花，任是猩猩血未加。

染出轻罗莫相贵，古人崇俭戒奢华。

宋代文人顾文荐在《船窗夜话》中记载了一则关于红花的故事。浙江奉化地区有位名医叫作陆畊，医术精湛。绍兴新昌有个徐姓女子产后昏厥，当地医生全都束手无策，于是她的家人跨越两百余里请陆畊回新昌看病。陆畊赶到女子家中时，看到产妇已经近乎气绝，浑身冰冷，只有胸口还有一点余温。

陆畊当机立断，让家人赶快买来数十斤红花，这病还能救！

家人连忙去买药。买回来后，陆畊吩咐家人用大锅煎煮，等药汤沸腾的时候，把药汤倒进木桶，取来窗格放在木桶上，再把患者架到窗格上面，用药汤的蒸气熏。药汤冷了之后再加热，继续熏蒸。如此重复几次后，患者手脚微动，竟苏醒了。此后，人们都知道了红花的药效。

第十二节　小池南畔木芙蓉

五代时期，后蜀主孟昶的一位皇妃叫作花蕊夫人，非常喜欢芙蓉花。孟昶为了讨爱妃欢心，颁布了一道诏令，在蜀中"城头尽种芙蓉，秋间盛开，蔚若锦绣"。孟昶携花蕊夫人在城头可望见满城都是芙蓉花。此后，成都便多了个别称：蓉城。这个时期天下动荡不安，不过成都像是幽静的花园，花团锦簇。

《广群芳谱》中曾这样描述木芙蓉："清姿雅质，独殿众芳。秋江寂寞，不怨东风，可称俟命之君子矣。"

一千多年后，芙蓉花被正式选定为成都市的市花。

大家都知道菊花在秋霜之际盛开，向来有"傲霜"之名。芙蓉花开花的时间与菊花相仿，又名"拒霜花"。中药芙蓉花指的是木芙蓉的花，可用新鲜的花，也可以用晒干的花，干花一般取 9～15g，煎服。

芙蓉花味辛、微苦，性凉，有凉血解毒、消肿排脓的作用。

芙蓉花能够清热解毒，可治疗疮痈肿毒、乳痈等。初起时外用，能消肿止痛；中后期内服，有排脓的功效。它也可以治疗肺痈，若单用鲜花，则取 30～60g；如果单用干花的话，则水煎后加冰糖 15g；也可以配伍鱼腥草使用。

芙蓉花还能凉血清热，可以配伍莲房治疗血热崩漏。此外，芙蓉花也能用于治疗水火烫伤，此时研末，用蜂蜜或者麻油调服即可。芙蓉花和人参、当归等补益药可组成芙蓉内托散，其组成如下：芙蓉花 6g，人参、当

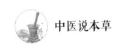

归、川芎、白芷、穿山甲（用猪蹄甲代替）、苦杏仁、连翘、木鳖子各3g，用适量的酒和水煎服。使用时加生姜3片，空腹服用，用于治疗便毒已成、元气不足者。

木芙蓉的干燥叶叫作木芙蓉叶，也是一味中药，有凉血解毒、消肿止痛的功效，外治疔疮肿毒时，可用新鲜木芙蓉叶捣烂外敷。

第十三节　丁香初结小银钩

相传古代有一个高官，常贪污受贿，而且脾气很差，经常辱骂自家的厨师，一点面子都不给。厨师非常郁闷，便跟邻居家的秀才抱怨。秀才帮厨师想了一个办法，能够帮厨师出气……

一天，高官举办家宴。宴席间，厨师给高官斟了一杯酒。高官尝了一口后，马上破口大骂："这酒怎么是冷的？为什么不温酒？"

厨师连忙跪下，说："我是故意倒冷酒的，因为可以用冷酒出一个上联，再请大人对下联，这样既可以展示大人的文采，又可以给客人们助兴。"

高官也想炫耀一下自己的才华，便让厨师说上联。

于是，厨师把秀才告诉他的上联说了出来："氷（为"冰"的异体字）冷酒，一点二点三点，点点在心。"

宾客们听到这个上联都拍手称好。因为"氷冷酒"这三个字分别有一点水、二点水和三点水，而且整句话应情应景，这上联可谓绝妙。高官想了半天都想不出下联，不由得面红耳赤。

厨师一直跪着，有宾客让他起来，厨师却说："等大人对出下联，我才敢起来。"

高官大失面子，一下子气出了病，后来一命呜呼了。第二年春天，他的坟上长出了一棵丁香。人们都去围观，秀才也去了，看到这朵丁香花后，说道："此情此景，可以对出下联了。丁香花，百头千头万头，头头是道。"

中药丁香和观赏用的丁香是不一样的。中药丁香是桃金娘科植物丁香的干燥花蕾，形状如同钉子，因此被叫作丁香花。它主要产自印度尼西亚等地，可以入药，也可以作为香料使用。而观赏用的丁香是木犀科植物，原产于我国华北地区。

丁香常被分成公丁香和母丁香。其实丁香是两性花，没有公母之分，人们说的公母是用来区分丁香开花的程度。没有开花的丁香叫作公丁香，花蕾由绿色转红时采摘，晒干后炮制入药；丁香开花后的干燥近成熟果实叫作母丁香，晒干后炮制入药。我们常说的中药丁香指的是公丁香。

丁香味辛，性温，用时取 1～3g 煎服，外用适量，有温中降逆、散寒止痛、温肾助阳的功效。属热证及阴虚内热证的患者忌用丁香。

丁香辛温芳香，能温中散寒、降逆止呕、止呃，是治疗胃寒呕逆的要药，常与党参、生姜等同用治疗虚汗呕逆，如丁香柿蒂汤；也可以与白术、砂仁等同用，治疗脾胃虚寒之吐泻、食少；与人参、藿香等同用可治疗妊娠恶阻。其中，丁香柿蒂汤组成如下：丁香 6g，生姜、柿蒂各 9g，人参 3g，水煎服。有温中益气、降逆止呃的功用，主治胃虚有寒证。

丁香温中散寒止痛，可以治疗畏寒、脘腹冷痛，常配伍延胡索、五灵脂、橘红等药。它还有温肾助阳起痿之功，可以配伍附子、肉桂、淫羊藿等，治疗阳痿宫冷。

丁香和郁金是"十九畏"中的一种。有时两种药物同用能产生或增强毒性或副作用，比如"十九畏"中提到的丁香畏郁金，川乌、草乌畏犀角，人参畏五灵脂，肉桂畏赤石脂等。所以丁香不宜与郁金同用。

母丁香也是一味中药。母丁香也叫鸡舌香，它的性味功效、用法用量与丁香相似，但是气味比较淡，药力弱于丁香。据说汉代大臣上朝时，需要含服母丁香以除口臭。

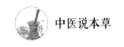

第十四节 蜂声满园采槐花

在古代,槐树通常指代宫廷、官府之位,是吉祥、富贵、尊优的象征。《周礼》中载有"面三槐,三公位焉",意思是周代宫廷里种着三棵槐树,三公朝天子时分别站在槐树所在的方向,这三棵树就分别象征着太师、太傅、太保三公。

我国很多地方都有槐树,中药槐花便是以它的干燥花蕾和花入药。在夏季花还未开放时采收的,我们称之为"槐米";在花开放的时候采收的,我们称之为"槐花"。采收后,除去花序的枝、梗及杂质,及时干燥,可生用、炒用或者炒炭用。

槐花味苦,性微寒,有凉血止血、清肝泻火的作用,可以治疗血热妄行所致的各种出血之证。用时一般取 5～10g 煎服,外用适量。止血多炒炭用,清热泻火多生用。脾胃虚寒及阴虚发热而无实火者慎用槐花。

此处,我们来了解一下"证"和"症"的区别。其实,我们在描述疾病的时候常会用到四个名词,分别是病、症、证、征,这四个概念非常容易混淆。其中,病,就是疾病,是疾病发展全过程的概括,如感冒、痢疾等;证,是疾病发展到某一阶段的病理概括,如脾胃气虚证、肝胆湿热证等;症,指的是症状和体征,是疾病发展过程中表现出的个别、孤立的病理现象,如发热、咳嗽、脉弱等;征,一般见于"综合征"的表述,是指因某些有病的器官相互关联产生变化而同时出现的一系列症状,如肾病综合征等。

槐花苦降下行,善清泻大肠之火热,凉血止血,适合治疗下焦血热所致的痔血、便血等。槐花可以治疗新久痔血,常配伍黄连、地榆等;也可以治疗便血属血热甚者,常配伍栀子等,如槐花散。此方组成如下:槐花（炒）、侧柏叶（杵，焙）、荆芥穗、枳壳（麸炒）各 6g。以上药物研为细末，每次服 6g，用米汤调下，也可以煎服，有清肠止血、疏风行气的作用。

槐花长于清泄肝火，凡是肝火上炎导致的目赤、头胀、头痛及眩晕等，可单用槐花煎汤代茶饮，或者配伍夏枯草、菊花等药煎服。

槐的成熟果实叫作槐角，也叫槐实，其性味、功效、主治等与槐花相似，但是止血作用比起槐花较弱，而清降泄热之力较强，还能润肠，主要用于痔血、便血，尤其多用于痔疮肿痛出血，常与地榆、黄芩、当归等药同用。

《晏子春秋》里也有关于槐树的记载。齐景公很喜欢槐树，甚至命专人守护。守护槐树的官员揣摩齐景公的意思，颁布了一条命令：犯槐者刑，伤槐者死。有一次，一个人因为喝醉酒而不小心伤害到了槐树，官府要处罚他。醉汉的女儿去找当时任宰相的晏子求情，说："君子不会为了禽兽伤害人民，不会为了草木伤害禽兽。今天齐国官员因为树木的缘故给我父亲定罪，恐怕其他国的人都以为我们齐国看重树而看轻人。"晏子觉得很有道理，就把这番话转告给齐景公。齐景公颇受感动，于是废除了槐树的相关处罚规定。

第三章
此中确有疗效在,为见根药似卧龙

　　植物的生命之源为其根,根就相当于植物的营养器官,会吸收土壤中的营养物质,并输送给全身,同时还起到重要的支撑作用。根部不仅对植物来讲非常重要,对人类来讲也有重要的意义,是治病的良药。在几千年前,祖先们就发现根部可以入药,且药用价值极高,比如无人不知晓的人参,便是一种名贵的中药材。随着历史的发展,人们为了方便根部药材的存放等开始将植物的根部进行炮制。中药炮制,指的是药物在应用或制剂前必要的加工过程,包括火制、水制、水火共制等多种加工方法,主要目的是提高用药安全性、加强药物作用、减低毒副作用、便于储存及方便服用等。

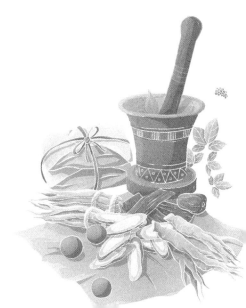

第一节　道地药材怀山药

中药学强调道地药材，也叫地道药材，就是说某种药物在特定区域内的药效要比其他地区同种药物的药效强，并且该地区的生产比较集中，积累了一定的栽培技术和采收加工方法，药效被中医临床所公认，例如怀山药就是河南焦作的道地药材。

"山药以河南怀庆者良"，这里的怀庆指的是现在河南焦作的地理位置，它北依太行山、南临黄河，自然环境得天独厚，适合药物生长。除了山药，焦作还盛产地黄、菊花、牛膝，这四味药并称"四大怀药"。怀山药被称为四大怀药之首，它药性平和，有温补之效，是"药食同源"的典范。所谓药食同源，是指许多食物既是食物也是药物，同样具有防治疾病的作用。中药的"四气五味"也可以运用到日常的烹饪当中，比如山药就可以用来煮汤食用等。

怀山药的药效驰名中外。抗日战争期间，日本曾派医学家把焦作地区的山药和土壤运回本国，尝试通过化学分析研究焦作土壤的成分，并尝试调配同样的土壤，然后在上面进行怀山药的种植实验，结果长出来的山药只是外表和焦作的怀山药比较像，临床药效却大打折扣，徒有其形而无其神。可见道地药材可没有那么容易被复制。

中药山药也叫薯蓣、山芋等，是植物薯蓣的干燥根茎。有的人认为怀山药的药效几乎可以跟人参相提并论，所以称赞它为"怀参"。其中，铁棍山药是怀山药中的佼佼者。这种山药质坚粉足、身细体长，外形酷似铁棍，所以叫这个名字。

山药味甘，性平，有补脾胃、益肺肾的作用。一般取山药 15～30g，煎汤服用，或者制作成丸、散剂，还可以外敷。

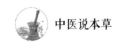

各类肺、脾、肾虚证,都可以使用山药来治疗。当山药用于治疗食少倦怠或者脾虚泄泻时,经常与党参、白术、白扁豆等补益脾胃药一起使用;当治疗妇女带下病时,经常与芡实、白术、茯苓等药物同用。山药益肺气、养肺阴,可以用来治疗肺虚咳嗽,常配伍北沙参、麦冬等。山药还能益肾涩精,当用来治疗肾亏遗精时,常与熟地黄、山茱萸、龙骨等药配伍使用;当用来治疗小便频数时,常配伍益智仁、桑螵蛸等药物。

怀山药可以用来制作八珍糕,配方如下:党参、怀山药、茯苓、芡实、炒白扁豆、莲心、薏苡仁、炙鸡内金各240g,使君子肉60g,粳米、糯米(淘洗后吹干,炒至微黄)各7.5kg,一起研磨为细粉,加入白砂糖8.5kg,搅拌均匀,蒸糕,每块约30g,每次服用半块,一天服用2次,可用来治疗脾胃虚弱、饮食减少、身体疲倦、面黄肌瘦等。

第二节　清热解毒板蓝根

唐代刘禹锡是家喻户晓的大诗人,其实他对医药也极为精通,曾经写过一本医书叫作《传信方》。他的医道好友薛景晦写信建议他将自己接触到的方子汇编成册,把自己的经验传授给他人,于是有了《传信方》这个名字。在书中,他记载了一则药物消毒的故事。

当时有一个叫作张荐的判官被蜘蛛咬伤了,肿得非常厉害。他疼痛难忍,张榜重金求医。一位不知名的医生揭了榜,前来给张荐治病。张荐见他毫无名气,非常怀疑他的水平。

医生为了给张荐建立治病的信心,做了一个小实验。他摸出一种草药,磨成蓝色的药汁,把蜘蛛扔到药汁中,不一会儿,蜘蛛居然死了。接着,他在药汁里添加了麝香和雄黄,又扔一只蜘蛛,蜘蛛竟化成了水。张荐顿时对这种药充满了好奇。医生用蓝色药汁加上麝香、雄黄涂抹在张荐的伤口处，几天后身上肿就全消了，疮口也变小了。这种被磨成蓝色药汁的中药就叫作板蓝根。

药用板蓝根有两种，一种是十字花科植物菘蓝的干燥根，一种是爵床科植物马蓝的干燥根茎和根。二者药性功效、应用基本相同。菘蓝主要产自内蒙古、陕西、甘肃等地，叫作北板蓝根。菘蓝最早是衣服的染料，后来才入药。而马蓝在我国南方被广泛种植，所以叫作南板蓝根。我们现在所说的中药板蓝根指的是"北板蓝根"，《中华人民共和国药典》（2020年版）中有"板蓝根"和"南板蓝根"两个条目。

板蓝根一般在秋季采挖，除去泥沙，晒干，切片生用。它味苦，性寒，有清热解毒、凉血利咽的功效。用时一般取9～15g，煎服。它主要有以下两个方面的治疗作用：

一是用来治疗外感发热、温病初起、咽喉肿痛。板蓝根善于清解火毒，可以单独使用，也可以与金银花、荆芥等疏散风热的药物同用。当治疗风热上攻、咽喉肿痛时，常常与玄参、马勃、牛蒡子等同用。

二是用来治疗温毒发斑、痄腮、丹毒、痈肿疮毒。所谓痄腮，就是感受腮腺炎时邪引起的时行疾病，以发热、耳下腮部漫肿疼痛为临床主要特征，西医学称之为流行性腮腺炎。板蓝根有清热解毒、凉血利咽的功效，主治多种瘟疫热毒之证。当用来治疗时行温病、温毒发斑、舌绛紫暗时，常常与生地黄、紫草、黄芩等同用；当治疗痄腮、丹毒、头面红肿、咽喉不利时，常常配伍玄参、连翘、牛蒡子等药物，组成普济消毒饮。此方具体药物组成如下：黄芩、黄连各15g，陈皮（去白）、生甘草、玄参、柴胡、桔梗各6g，连翘、板蓝根、马勃、牛蒡子、薄荷各3g，僵蚕、升麻各2g，水煎服。这个方子有清热解毒、疏风散邪的作用。

板蓝根的适用范围很广，但它并不是无所不能的。有的患者并不适合使用它，比如体虚而无实火热毒的患者不能服用，脾胃虚寒的人慎用。

菘蓝的根可以入药，菘蓝的叶也可以入药。菘蓝的干燥叶在中药学中

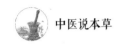

叫作大青叶，也有清热解毒和凉血的作用。

第三节　黄芪煮粥荐春盘

黄芪是豆科植物蒙古黄芪或膜荚黄芪的干燥根，在春、秋两季采挖，除去泥土、须根和根头，晒至六七成干，扎捆后晒干。

黄芪是一味很好的补气剂，是补中益气的要药，也是治疗气虚水肿的要药。它有补气固表、托毒排脓、利尿生肌等作用，用于治疗气虚乏力、久泻脱肛、自汗水肿、内热消渴、疮口久不愈合等。当用来健脾益气时，它常与丹参、白术等药物配伍；当用来益气升阳时，常与党参、升麻、柴胡、炙甘草等药物合用。

黄芪能够固表止汗，可用于治疗表虚自汗，常与麻黄根、浮小麦、牡蛎等药物配伍。如果用来治疗表虚易感风寒的患者，可以与防风、白术等药物同用。这些药物可组成方剂玉屏风散，具体组成如下：防风15g，黄芪30g，白术30g，水煎服，每次煎煮时加大枣一枚。

黄芪能温养脾胃而生肌，补益元气而托疮，是治疗疮痈的重要药物，临床上多用于气血不足导致的疮痈内陷、脓成不溃或者溃败后久不收口等。当用于疮疡内陷或者久溃不敛时，可以与党参、肉桂、当归等配伍；当用于脓成不溃时，可以与当归、金银花、白芷等同用。

除了煎成汤剂服用，临床上黄芪还有其他的使用方法。隋唐时期有个名医叫作许胤宗，精通脉诊，用药灵活，曾在南朝陈为医。有一段时间，陈国太后得了中风，面部肌肉麻痹，嘴巴失去了正常功能，不能吃饭，也不能喝水，许多太医都无从下手。许胤宗给太后看完病之后，请人配了十多剂治疗中风的黄芪防风汤。

有的太医就问他："太后不能喝药，你还配这么多药干什么？"许胤宗说："太后现在不能用嘴巴喝药,但是我有别的办法让她老人家用上药。"他叫人把滚烫的汤药放在太后的床底下,随着汤药蒸腾,药物慢慢进入太后的肌肤,逐渐发挥药效。被汤药熏蒸了几个小时后,太后的病情果然有所好转,一众太医都非常佩服许胤宗能想到这个办法。这个故事一方面描述了黄芪具有较强的补气养血效果,另一方面描述了中医特色疗法中的熏法。类似的疗法还有熨法、溻渍法等,以及西医学常用的雾化吸入疗法。

黄芪也能用来制作菜肴。当归黄芪乌鸡汤是一道可以补气养血、固肾调经的美食,它的做法比较简单:取乌鸡肉 250g,当归 5g,炙黄芪 25g,把乌鸡肉洗干净切成块,当归、黄芪洗干净,一起放到锅里,加入适量的水,文火慢煮即可。宋代文豪苏东坡对吃非常有研究,很喜欢黄芪粥,还特地为黄芪写过诗:"白发敲簪羞彩胜,黄芪煮粥荐春盘。"

第四节　春水芦根看鹤立

芦苇的新鲜或干燥根茎叫作芦根,是一味清热泻火药。它味甘,性寒,有清肺胃热、生津止渴的功效,用于治疗温热病、高热口渴、胃热呕吐、肺热咳嗽、痰稠而黄等。

芦根可以取新鲜的,这时叫鲜芦根;也可以晒干用,这时候叫干芦根。使用时,干芦根一般取 15～30g,煎服;鲜芦根剂量加倍,煎服或捣汁用。

芦根虽然性寒,但是味甘而力薄,用来清肺胃热时,只能作为辅助的药品,但是芦根性不滋腻,但凡属温热病而有伤津口渴的症状,都可以使用。不过要记住,脾胃虚寒者忌服。

在临床应用时,芦根经常配伍麦冬、天花粉等来清热生津,配伍竹茹、枇杷叶等来清热止呕,配伍瓜蒌皮、知母、浙贝母等来清肺止咳,配伍冬瓜子、生薏苡仁、桃仁等来清热排脓。

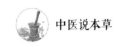

芦根可以与其他药物组成著名方剂五汁饮。材料很简单，梨汁30g，荸荠汁、藕汁各20g，麦冬汁10g，鲜芦根汁25g。制作方法也很简便，把上述五种汁倒入锅中，加水适量，大火烧开，再用小火煮30分钟就可以了。它有生津止渴、润肺止咳、清热解暑的功效，能够当茶来喝，也可以用来治疗肺胃有热导致的烦渴或者肺燥干咳。

第五节　烟香风软人参蕊

如果被问到中药的代表药物有哪些，想必很多人都会脱口而出：人参。人参素来被视为"百草之王"，希腊语中也有"人参"这个词语，意思是"包治百病"，可见中西方对人参都有很高的重视。

南北朝时期，南朝梁有一个大孝子叫阮孝绪。因为他的伯父一直没有孩子，于是阮孝绪被过继给伯父当儿子，两人如亲父子一般。有一天，他的生母王氏生了重病，卧床不起。他的兄弟们说要去叫阮孝绪回来，王氏说："不用去，这孩子有孝心，而且心性至灵，会有感应，会自己回来的。"兄弟们都不相信。

这时候的阮孝绪正在钟山玩耍，突然感觉心惊肉跳，隐隐觉得是母亲出了事。于是急急忙忙赶回家。到家后，他的兄弟和邻居们都非常惊讶。母亲也很高兴，但身体还是很虚弱。大夫给她开了一个方子，其中最重要的药物是人参，但是人参很贵，也很少见，有时有钱都买不到。

阮孝绪说："听说钟山有人参，我去找。"他一个人到钟山找人参，可惜走遍了悬崖峭壁都没看到人参的影子。正在感到绝望的时候，他看到一只小鹿跑过来站在他面前，然后一蹦一跳地往前走，像是带路一样。他心中一动，连忙跟上小鹿。走了半晌后，小鹿突然不见了，但是它刚刚消失的地方有一株硕大的人参。阮孝绪连忙采摘回去给母亲服用。没多久，王氏就痊愈了。

从这个故事中可以看出人们对人参治疗重病的信心。那么人参是怎样的一味中药呢？

人参是五加科植物人参的干燥根和根茎，是一味非常名贵的补气药。人工栽培的叫"园参"，自然野生的叫"山参"。人参多在秋季采挖，洗净，园参晒干后叫作生晒参，山参晒干后叫作生晒山参。经过水烫再浸糖后干燥的园参，叫作白糖参。蒸熟后晒干的园参，叫作红参。

人参味甘、微苦，性微温，可以大补元气、复脉固脱、补脾益肺、生津养血、安神益智，主要作用有以下五个方面：

第一是用于气虚欲脱、脉微细等。人参的主要功能是大补元气，所以经常用来挽救气虚欲脱的患者。如果遇到气息短促、汗出肢冷、脉微细或者大量失血引起虚脱等时，可以单用人参浓煎补气固脱；如果阳气衰微，可以与附子等药物同用，用来益气回阳。

第二是用于肺虚久咳。肺气虚衰的时候，会呼吸急促、行动乏力、动辄气喘等。人参能够补肺气，常常与蛤蚧、核桃仁等药物配伍。

第三是用于脾胃虚弱引起的倦怠乏力、食欲不振、胸腹胀满及久泻脱肛等。人参能够补脾胃之元气，擅长治疗脾胃虚弱之证。用来治疗倦怠乏力、久虚脱肛等时，常与黄芪、白术等药物配伍；用来治疗纳呆、腹胀、泄泻等时，可以与白术、茯苓、山药、莲子、砂仁等药物配伍。

第四是用于消渴热病，耗伤津液之证。人参能够生津止渴，可以与生地黄、天花粉等配伍治疗消渴。高热大汗导致气伤液耗而身热口渴的时候，可以与石膏、知母等清热泻火药配伍使用；治疗热伤气阴、口渴汗多、气虚脉弱的时候，可以与麦冬、五味子等配伍使用。

第五是用于神志不安、心悸怔忡、失眠等。人参有益心气、安心神的作用，治疗这类气血两亏导致的病证时，常常与酸枣仁、龙眼肉、当归等养血安神药同用。

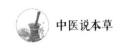

此外，人参与祛邪药同用可以治疗邪未清而正气已虚的病证，以起到扶正怯邪的作用。不过需要注意的是，人参不能与藜芦同用。

第六节　云南三七金不换

三七也是五加科人参属的植物，和人参算得上是"亲戚"。三七以前的名字叫作山漆，因为它生长在山间，功可止血，"如漆粘物"，所以叫这个名字。古人也称三七为田七，因为广西田州府是三七的集散地。三七止血的效果最为显著，而且有止血不留瘀的特点，在大量出血或者出血不止的时候，可以使用三七。

三七也叫金不换，因为它的药用价值极高，拿金子来也不换。三七主要产自云南、广西等地，其中云南文山的三七种植历史最为悠久，品质最优。著名的云南白药中就有三七。云南白药是由云南名医曲焕章研制出的金疮药，具有化瘀止血、活血止痛、解毒消肿的作用。自问世以来，云南白药就被誉为"中华瑰宝、伤科圣药"，闻名中外。

曲焕章是云南省著名的伤科医生，出生于清末。他勤奋钻研，历经十余年研制出止血止痛药"百宝丹"，后来改名为"云南白药"，这独家秘方的组成从不外传。中华人民共和国成立后，曲焕章的夫人将配方献给政府，其配方和工艺被严格保护，不予公开，可见国家对云南白药的重视。无数机构、单位企图破解云南白药配方，均告失败，只能确认其中的主要组成之一是三七。

三七和人参都有非常好的功效，并称"北参南七"。清代药学家赵学敏在其著作《本草纲目拾遗》中说："人参补气第一，三七补血第一。"不过二者在药效方面有很多区别。

三七性温，有散瘀止血、消肿定痛的功效，适用于人体内外的各种出血，比如便血、衄血、咯血、跌打损伤，以及冠心病、高脂血症等心脑血管疾病。用时一般取 3～9g，煎服；也可以研粉吞服，每次用 1～3g；外用适量。三七价贵，临床多数情况下采用研粉吞服的方式。

三七有良好的止血作用，并且有活血行瘀的功效，人体各种出血证都可以应用，如果有瘀滞的表现，更加适合用三七。使用三七的文字记录最早出现在《本草纲目》中。李时珍在书中提到，只要是外伤导致出血，把三七嚼烂，敷上去就能够止血，是南方军队中的金疮要药。用于止血时，三七可以单独使用，也可以配伍花蕊石、血余炭等研粉服用。这些药物组成方剂化血丹，其组成如下：花蕊石（煅存性）9g，三七 6g，血余炭（煅存性）3g，共研细末，分二次，开水送服。

三七长于止痛，用来治疗瘀滞疼痛和伤痛时，常单独使用，也可以与活血理气药同用。

需要注意的是，因为活血化瘀之力强，孕妇应慎用三七。

第七节　补中益气太子参

太子参也叫孩儿参，秋季采挖，洗干净，晒干用。一般取 9～15g，煎服。太子参味甘、微苦，性平，有益气健脾、生津润肺的作用，用于病后虚弱、倦怠乏力、饮食减少、心悸自汗、津少口渴及小儿消瘦等。

太子参的功效和人参比较相似，但是药力比人参弱一些，是补气药中的一味清补之品。太子参可以配伍北沙参、山药等药物用来治疗病后气阴两亏。当用来治疗痰热郁肺，咳嗽痰多，日久不愈而气阴不足，出现口干乏力等症时，太子参可以配伍鱼腥草、蒲公英、金银花、前胡、瓜蒌皮等清热化痰药。治疗自汗的时候，可以配伍浮小麦等，水煎服。

邓铁涛教授的经验方胆道排石汤中就用到了太子参。此方组成如下：

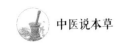
中医说本草

柴胡 9g，太子参 15g，白芍 15g，金钱草 30g，郁金草 12g，蒲黄 6g，五灵脂 6g，甘草 3g。水煎服，每日 1 剂，日服 2 次，有利胆排石、益脾止痛的作用，主治肝胆湿热郁结。

现代所说的太子参是石竹科植物孩儿参的干燥块根，而古时候所说的太子参有时候指的是五加科植物人参的幼根。"幼"有小时候的意思，所以把这种药叫作太子参、孩儿参。

关于太子参名字的由来还有着这样一段传说。

李时珍为编纂《本草纲目》走遍大江南北，四处调查搜集药物信息。有一日，他游历到南京，在郊外找了一间客栈居住。晚上睡觉的时候，他听到有妇女痛苦呻吟的声音，心中好奇，就把店小二喊过来问："是谁得病了吗？"

店小二伤心地回答道："是我妻子得病了，病了好几天了。我的工钱没多少，不够治病。唉……"

李时珍医者仁心，对店小二说："我是大夫，带我去看看。"

店小二大喜，赶忙带李时珍过去。

走进屋中，李时珍经过望闻问切，发现店小二的妻子虽然病得比较严重，但是病情似乎被什么药物控制住了。他左右观望，并没有看到什么药物，于是问店小二："你们平常吃什么？"

店小二说："我们很穷，平常靠地瓜和挖来的野菜根充饥，野菜根家里还有一点。"说着他把野菜根递给李时珍。

李时珍对草药的性味非常了解。他挑了一根野菜根放到嘴里仔细尝了尝，根据经验得知这种野菜根有治病的作用，又去药铺购买了其他药物，搭配着这种野菜根一起煎成汤药给店小二的妻子服用。第二天，他让店小二带他去采挖野菜根，发现野菜根分布在城外的紫金山上。他采摘了很多回来，如获至宝。几天后，一直服用汤药的店小二妻子痊愈了。

李时珍经过一番研究后搞清楚了这种野菜根的作用，认为它的药效与人参有相似之处，而紫金山是朱元璋太子陵墓所在的地方，于是把这味药叫作太子参。

第八节　清补之品西洋参

西洋参和人参也是"亲戚"，都是五加科人参属植物，也叫洋参、西洋人参等。西洋参原产于加拿大和美国，我国东北、北京、西安等地也有栽培。"花旗"借指美国，因此西洋参也有"花旗参"的别称。

十七世纪，法国牧师雅图斯在我国东北传教时，对人参特别感兴趣。他发表了一篇文章，详细记述了人参的药用价值。而后，远在加拿大蒙特利尔的一位法国传教士看到了这篇文章，对人参充满了好奇，便雇用了很多人在当地寻找类似人参的植物。他真的找到了一种相似的植物，这就是西洋参。自此，西洋参开始登上历史舞台。

十七世纪末，清代康熙皇帝下令禁止在长白山砍伐树木、采摘药物等。人参的应用市场非常大，此举使得人参的供应变得紧张。在此时机，西洋参传入中国，以填补人参的空缺。医生们大喜过望，对西洋参展开研究，发现西洋参"苦、寒、微甘，味厚气薄，补肺降火，生津液，除烦倦，虚而有火者相宜"。自此，西洋参开始在中医学领域崭露头角。

西洋参既是食品也是药品，它的服用方法多种多样，可以炖、煮、蒸，也可以做成含片。将西洋参放在砂锅内用水蒸一下，使其软化，再切成薄片，放在干净的玻璃瓶或者瓷瓶里，每日早饭和晚饭后各含服两三片，细细咀嚼后咽下即可。西洋参也能用来泡酒，取西洋参30g放置在干净的瓶中，用米酒500mL浸泡，密封7天后取出服用，每日两次，每次空腹饮用20mL。这种泡酒法可以"续杯"，酒喝完后可以再加，味道变淡后可以把西洋参拿出来吃。此外，西洋参还能研成细粉冲服。

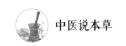

西洋参能补气，还能养血生津，而因为它药性凉，所以是补气药中的清补之品，适合用于热病之后气阴两亏导致的饮食减少、口干少津。西洋参就常入复方作为病后调补的药品。用来治疗脾气虚弱、胃阴不足导致的食少倦怠、口干舌燥时，可以配伍山药、石斛等益脾气、养胃阴之药。西洋参也可以用来治疗心气阴两虚导致的心悸不眠、虚热汗多，可以配伍五味子、酸枣仁等养心安神敛汗之药。

西洋参和太子参都是气阴双补的药物。太子参性平力薄，补气、养阴、生津的药力不如西洋参。治疗脾肺气阴不足之轻症而火不盛者，适合用太子参；当治疗肺胃气阴两伤而火较盛者，适合用西洋参。

因为浓茶、咖啡等会破坏西洋参中的有效成分，所以在服用西洋参期间不能喝浓茶或者咖啡。

第九节　频能通汗信柴胡

柴胡是伞形科植物柴胡或者狭叶柴胡的干燥根，在春、秋两季采挖，除去茎叶及泥沙，干燥后储存。柴胡按照性状的不同分为南柴胡和北柴胡。

柴胡味辛、苦，性微寒，有解表退热、疏肝解郁、升举阳气的的功效。柴胡退热作用比较强，临床上常用于外感发热等的治疗，可配伍葛根、羌活等药；用于寒热往来者时，常常与黄芩、半夏等药物同用，可组成小柴胡汤；当用来治疗疟疾时，可以与草果、青皮等配伍使用。

清代温病学家陈平伯擅长用柴胡治病，把《伤寒论》中的小柴胡汤的变方增加到两千余种，因此后人称呼他为"陈柴胡"。小柴胡汤组成如下：柴胡 24g，黄芩、人参、半夏、甘草（炙）、生姜（切）各 9g，大枣（擘）4 枚，水煎服。本方有和解少阳的作用，主治伤寒少阳证、疟疾等。

柴胡有良好的疏肝解郁作用，是治肝气郁结证的重要药物。凡是肝气郁结导致的月经不调，如痛经等，都可以用柴胡，常配伍当归、白芍、香附、郁金等药。

柴胡药性升浮，可配伍党参、黄芪等补气药物治疗气虚下陷导致的久泻脱肛、子宫下垂等。

除了煎服的方法，柴胡还能提纯制作成注射液应用于临床。身为注射液的它诞生于抗战时期。

1939年，太行山上许多八路军战士患上了流行性感冒、疟疾等疾病，而抗生素，如奎宁等药物，因为封锁严密导致紧缺。患病的战士一天天增多，严重影响士气和战斗力。时任一二九师卫生部部长的钱信忠同志在调查当地中草药资源的分布后，带领医务人员上山采摘柴胡，并熬制成汤药给患病的战士服用，取得了很好的效果。为了方便携带，科研人员把柴胡制作成柴胡膏，但是疗效并不好。

第二年，钱信忠和科研人员尝试将柴胡进行蒸馏提取制作成注射液。制作成功后，科研人员用自己进行药物试验，初步证明这种注射液没有毒性反应，接着扩大观察范围，证明柴胡镇痛退热效果好，没有明显的毒副作用。于是，我国的第一支中药注射液被成功研制出来，命名为"瀑澄利尔"，后来正式更名为"柴胡注射液"。从此，柴胡注射液可以用来治疗流行性感冒、肺结核发展期发热等，并能对付顽固疟疾。

不过，在中药注射液得到广泛应用的同时，发现的不良反应也慢慢多了起来。原来中药注射液的生产涉及诸多方面，比如若原材料在处理过程中未达到药品生产质量标准，提纯过程难以做到彻底纯化，会有部分杂质残留等，都会导致不良反应。2018年5月29日，国家药品监督管理局发布关于修订柴胡注射液说明书的公告，其中指出【禁忌】项应包括"儿童禁用"等，即柴胡注射液不可应用于儿童。

因此，中药注射剂一定要在专业医生的指导下使用。

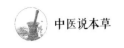

第十节 暑喝麦冬百病消

麦冬也叫麦门冬,是百合科植物麦冬的干燥块根。在夏季采挖,反复暴晒到七八成干,除去须根,干燥,生用。麦冬味甘、微苦,性微寒,有养阴生津、润肺清心的功效,一般取 6～12g,煎服。

麦冬主要应用在以下三个方面。

一是用来治疗胃阴虚证。麦冬味甘柔润,性微寒,擅长滋养胃阴、生津止渴,还能清胃热,因此广泛用于胃阴虚有热导致的舌干口渴、胃脘疼痛、饥不欲食、呃逆、大便干结等。如果用来治疗热伤胃阴引起的口干舌燥,常与生地黄、玉竹、北沙参等药物同用。如果治疗消渴,可以与天花粉、乌梅等药物同用。如果用来治疗胃阴不足导致的气逆呕吐,可以与半夏、人参等药物同用,如麦门冬汤。此方组成如下:麦冬 12g,半夏、甘草、粳米各 6g,人参 9g,大枣 4 枚,用水煎服。此方有滋养肺胃、降逆下气的功用。治疗热邪伤津导致的便秘,可以与生地黄、玄参等药物同用,如增液汤。此方组成如下:玄参 30g,麦冬(连心)24g,细生地 24g,用水煎服。

再者,麦冬可以用来治疗肺阴虚证。麦冬擅长养肺阴、清肺热,适合用于阴虚肺燥有热导致的鼻燥咽干、干咳痰少、咯血、咽痛音哑等症,常与阿胶、石膏、桑叶、枇杷叶等药物同用,如清燥救肺汤。此方组成如下:桑叶(经霜者,去枝、梗、净叶)9g,石膏(煅)8g,甘草、胡麻仁(炒,研)各 3g,阿胶、枇杷叶(刷去毛,蜜涂,炙黄)各 3g,麦冬(去心)4g,人参、苦杏仁(泡,去皮尖,炒黄)各 2g,水煎,频频热服。

最后是用来治疗心阴虚证。麦冬能够养心阴、清心火,还有一点除烦安神的作用,可以用来治疗心阴虚有热导致的心烦失眠、多梦健忘、心悸怔忡等症,这时候需要与生地黄、酸枣仁等养阴安神药配伍使用。麦冬还可以治疗热伤心营导致的神烦少寐,需要与黄连、生地黄、玄参等清心凉血养阴的药物一同使用。

植物麦冬俗称沿阶草,也叫书带草,这些别称据说和东汉末年的学者郑玄有关。

郑玄是儒学大家,一生研习古文经学,遍注儒学经典,后世许多学习钻研儒家学说的学者都会引用他注释的经典之作。到了唐代,他被归于"二十二"先师之列,配享孔庙。郑玄在晚年时虽学富五车,却一贫如洗,靠种田维持生计,同时也开设书院教授弟子。

郑玄字康成,于是他的书院就叫作"康成书院"。书院环境优美,房前屋后的台阶两边都生长着许多草,名为沿阶草。沿阶草的叶子细长而且十分坚韧,郑玄和弟子们经常用它们来捆书,于是人们又把这种草叫作"康成书带草"。渐渐地,书带草成为备受文人雅士青睐之物。

第十一节　风湿痹痛用防风

防风,顾名思义,就是治风止痛的药物。

相传在上古时期,大禹治水成功之后被推举为部落首领,建立了夏朝,成为第一任国君。他举行大会邀请各方诸侯一同庆祝,并商量之后的治国大事。各地诸侯纷纷赶到,一片欢腾,只有防风氏没有到。大禹的父亲鲧在治水的时候,防风氏就是他的助手,后来又帮助大禹治水。

大禹看到防风氏没来,以为是防风氏居高自傲,目中无人,不把自己放在眼里,顿时大怒。一直到第二天,防风氏才赶到。大禹愤怒至极,下令将其斩杀。

防风被砍了头,脖子里却喷出一股股的白色血液。事出反常,大禹感

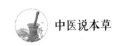

到非常奇怪。他看到防风面黄肌瘦，一点都不像享乐之人的模样。大禹发现放风的肚子里装的都是野草，可见他生活之艰辛，这才知道自己可能错怪了防风。他派人去调查，得知防风在赶来的途中遇上突发大水，便帮忙治水，因此耽误了时间。大禹知道真相后，后悔莫及。

防风生活节俭，工作中任劳任怨，死后还在为百姓做贡献。他无辜被杀后，脖子里喷出的血洒落的地方后来长出了许多小草。当地百姓因为长期治水而受了风寒，头昏脑涨，浑身酸痛。有人梦见防风，说这种小草可以治风寒病，于是试着服用了一些，果然痊愈了。后来，人们便称呼这种草为防风。

中药防风是伞形科植物防风的干燥根，味辛、苦，性微温，有祛风解表、胜湿止痛、止痉的作用。

防风临床上可用于各类感冒引起的头痛、身痛，以及目赤咽痛等症。防风既能散风寒又能散风热，与荆芥的作用相仿，所以这两味药往往会配伍使用。

防风也能用于风湿痹痛的治疗。它能祛风湿而止痛，常常配伍羌活、防己等药治疗风湿痹痛。比如防风和羌活等药可组成九味羌活汤，它的组成如下：羌活、防风、苍术各9g，细辛3g，川芎、白芷、生地黄、黄芩、甘草各6g，一共九味药，水煎服。本方属于解表剂，具有辛温解表、发汗祛湿和清里热的功效。

防风还能用于破伤风、牙关紧闭、角弓反张等，往往配伍天南星、天麻、白附子等药物。另外，防风还有止泻的功效，可以配伍白芍、白术、陈皮等药物治疗腹痛泄泻。防风炒炭后可以用来治疗便血崩漏。

防风一般内服，用时取5～10g，煎服。有时也能外用，例如可取适量防风煎水熏洗。不过，有些患者不适合使用防风，如阴血亏虚、热病动风的患者应忌用。

第十二节　茫茫大漠求锁阳

传说大唐贞观年间，西北边陲屡遭敌国侵犯。唐太宗派名将薛仁贵西征，到苦峪城时遭遇了埋伏，被哈密国元帅苏宝同包围在城中。唐军屡次突围失败，只能苦守。此城地处大漠黄沙，粮食很是匮乏。他们被困多日，逐渐弹尽粮绝，将士们各个挨饿受冻，精神萎靡，士气极为低下。敌军倒是斗志昂扬，渐渐开始不把唐军放在眼里。

这一天，有位当地的百姓告诉薛仁贵，大漠中有一种植物长得像棒槌，它的根茎个头比较大，可以用来充饥。于是薛仁贵命人在大漠中寻找挖出这种植物，全军上下吃了之后，不仅饥饿全消，而且精神倍增，士气变得非常旺盛。薛仁贵趁机出军，把松懈的敌军打了个措手不及，趁势把敌军赶出了边界。

原来，这种植物叫作锁阳。人们为了纪念锁阳对将士们的帮助，将苦峪城改名为"锁阳城"。

中药锁阳是植物锁阳的干燥肉质茎，主产于内蒙古、甘肃、青海、新疆等地。春季采挖。除去花序，置沙土中半埋半露，连晒带烫，使之干燥，防霉。切片生用。

锁阳味甘，性温，有补肾壮阳益精、润燥通便的作用。每次取 5～10g，煎服。锁阳甘温体润，能益精兴阳、养筋起痿，可以治疗肾虚阳痿、腰膝无力，常配伍牛膝、枸杞子、山茱萸、五味子、熟地黄等药。锁阳还能治疗血虚津亏、肠燥便秘，可单用锁阳熬膏服用，或与肉苁蓉、火麻仁、生地黄等同用。

锁阳和牛膝等药可组成虎潜丸，其组成如下：虎骨（以狗骨代替）30g，陈皮 60g，熟地黄 60g，锁阳 45g，龟甲 120g，干姜 15g，当归 45g，

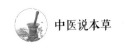

知母（酒炒）60g，黄柏（酒炒）240g，白芍 60g，将这些药物研成细末，酒糊丸或粥丸，每次服用 9g，每日服用 2 次，淡盐汤或者温水送下，有滋阴降火、强壮筋骨的功效。

阴虚阳亢、脾虚泄泻、实热便秘的患者均忌服锁阳。

第十三节　正当归时又不归

当归是中医学最常用的药物之一，素来有"十方九归"之说，意思是十个药方中九个都用到当归，可见当归应用之广。

当归是植物当归的干燥根，主产自甘肃，其次产自陕西、四川、云南、湖北等地。秋末采挖，除去须根和泥沙，等水分稍稍蒸发后按照大小粗细分别捆成小把，用微火缓缓熏干，切片使用，或者酒炒用。用时一般取 6～12g，煎服。当归味甘、辛，性温，有补血调经、活血止痛、润肠通便的作用。

当归甘温质润，长于补血，是补血圣药。当治疗气血两虚时，常配伍黄芪、人参以补气生血，如当归补血汤。此方构成很简单，只有黄芪、当归两味药。取黄芪 30g，当归 6g，用水二盏，煎至一盏，去渣滓，空腹时温服，有补气生血的作用，用来治疗血虚发热证，也可用来治疗妇人经期、产后血虚发热头痛，或者疮疡溃后久不愈合。当归还能用来治疗血虚萎黄、心悸失眠，常与熟地黄、白芍、川芎配伍；当归可活血补血，调经止痛，常与补血调经药同用来治疗血虚血瘀之月经不调、经闭、痛经，如四物汤。四物汤由四味药构成，分别为熟地黄 12g，当归 9g，白芍 9g，川芎 6g。此方能补血和血，既是补血之要剂，又是妇科调经的基础药方。

当归在补血方面有许多配伍应用。倘若血虚兼气虚，那么就配伍人参、黄芪等；如果兼气滞，那么就配伍香附、延胡索等；如果兼血热，那么就配伍黄芩、黄连，或者牡丹皮、地骨皮等；如果血瘀经闭不通，那么就配伍桃仁、红花等；如果属血虚寒滞，那么就配伍阿胶、艾叶等。

当归辛行温通，是活血行气的要药。它能活血补血、散寒止痛，配伍桂枝、白芍、生姜等，可以治疗血虚血瘀寒凝之腹痛。它能活血止痛，与乳香、没药、桃仁、红花等同用，可治疗跌打损伤、瘀血作痛；与黄芪、人参、肉桂等同用，可治疗痈疽溃后不敛；与金银花、玄参、甘草等同用，可治疗热毒炽盛之脱疽；与羌活、防风、黄芪等同用，可治疗风寒痹痛、肢体麻木，以活血散寒止痛。

此外，当归质润，有润肠通便之功，可用来治疗血虚肠燥便秘，常与肉苁蓉、牛膝、升麻等同用。由此可见，当归的应用范围很广，不过湿盛中满、大便溏泄的患者忌服当归。

据说三国时期名将姜维曾有过一段和当归有关的故事。

相传三国时期，司马昭派兵进攻蜀国。蜀汉后主刘禅开门投降，屯兵在外的姜维无可奈何，也假意投降，以寻找机会反攻。姜维的母亲得知姜维投降后极为愤怒，痛骂儿子不忠不义，并且写了一封信斥责他，托人秘密送给姜维。姜维看到信后满腹委屈、悲痛交加。他被自己的母亲冤枉，想跟母亲实话实说，但是又怕泄露天机被司马昭发现；不说实话的话，又担心母亲被气出病来。细细思索之下，他想到了一个好办法，托人给母亲拿过去两包药，一包是远志，一包是当归。

姜母看到两包药后，心领神会。远志说明儿子怀有远大志向，打算重振大汉江山；当归说明他有机会的时候就会回到故国。姜母非常欣慰。没多久，她也被司马昭抓住了，为了让姜维了无牵挂一心救国，老人家自杀而死，着实悲壮。

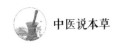

第十四节　大黄泻下如虎狼

南北朝时期有位名医叫姚僧垣。据说有一次梁武帝因病发热，因为大黄清热泻火能力强，于是用了大黄。姚僧垣劝说："皇帝您年事已高，大黄性寒，药力强劲，您不适宜服用。"可梁武帝不听，坚持服用，病情果然加重了，只能深夜里急召姚僧垣入宫救驾。姚僧垣用平补之药治愈了梁武帝。

后来梁武帝驾崩，梁元帝继位。有一天梁元帝腹痞胀满，疼痛不已，不思饮食。一众太医吸取治疗时梁武帝的教训，都建议使用平和之药，姚僧垣却主张使用大黄。他力排众议，坚持用大黄，治好了梁元帝。可见姚僧垣对大黄的使用可谓炉火纯青，也说明大黄药力很强，并非所有人都能服用。

清代《庸盦笔记》中也记载了一则有关大黄的故事。一天，一个侍卫和朋友聚会。有人说："大黄是最猛的虎狼之药，不可轻易尝试。我有个亲戚就是被庸医误诊，吃多了大黄而死。"侍卫笑道："胡扯，我经常用大黄，一点事都没有，这就证明给你看。"他不顾朋友阻止，一次性吞服六七钱（20g左右）大黄，结果腹泻不止而亡，年仅四十四岁。这则故事说明不可轻易大剂量服用大黄。

大黄是蓼科植物掌叶大黄、唐古特大黄或者药用大黄的干燥根和根茎。其中掌叶大黄和唐古特大黄叫作北大黄，主产自青海、甘肃等地；药用大黄叫南大黄，主产自四川。秋末茎叶枯黄或者次年春季发芽前采挖，除去细根，刮去外皮，切块干燥。可生用、酒炙、炒炭用。一般取3～15g，煎服。若取其泻下攻积的作用宜生用，若入汤剂应该后下，也可用开水泡服。外用适量。

大黄味苦，性寒，有泻下攻积、清热泻火、凉血解毒、逐瘀通经的功效。不同的炮制方法有不同的疗效偏重点。生用大黄，泻下力强；久煎大黄，则泻下力减弱；酒炙大黄，泻下力较弱而活血作用较好，适用于瘀血证；大黄炒炭用，则多用于出血证。

大黄泻下作用强，能荡涤肠胃，是治疗积滞便秘的要药。因为大黄苦寒沉降，擅长泄热，所以最适合治疗实热便秘，常与芒硝、厚朴、枳实配伍，以增强泻下攻积的功效，如大承气汤。此方构成如下：大黄12g，芒硝6g，厚朴24g，枳实12g。水煎，先煮厚朴、枳实，大黄后下，芒硝溶服。当大黄用量较轻时，可与火麻仁、苦杏仁、蜂蜜等润肠药同用，这样泻下力比较缓和。如果用于里热实结而正气虚者，则与补虚药配伍，以攻补兼施、标本兼顾；如果热结而气血不足，则配伍人参、当归等；如果热结津伤，则配伍麦冬、生地黄、玄参等；如果脾阳不足冷积便秘，则配伍附子、干姜等。

大黄有清热泻火、凉血止血的功效，常与黄连、黄芩同用，治疗血热妄行之吐血、衄血、咯血，现代临床常单用大黄粉治疗上消化道出血。如果与黄芩、栀子等药同用，还可以治疗火邪上炎导致的目赤、咽喉肿痛、牙龈肿痛。

大黄能用来治疗热毒疮疡、烧烫伤，内服、外用均可。内服能清热解毒、泻下通便，治疗痈肿疮毒，常与金银花、蒲公英、连翘等同用；治疗肠痈腹痛，可以与牡丹皮、桃仁、芒硝等同用。外用能泻火解毒、凉血消肿，治疗热毒痈肿疔疮，如果用来治疗乳痈，可以与甘草等共研细末，制成金黄散；用来治疗口疮糜烂，多和白矾等份研为细末，涂在患处；治疗烫伤，可单用大黄粉，也可以配伍地榆粉，用麻油调敷在患处。

大黄能够活血逐瘀通经，可以用于瘀血证，既能下瘀血，又能清瘀热，是治疗瘀血证的常用药物。大黄可以治疗妇女产后瘀阻腹痛、恶露不尽，常配伍桃仁、土鳖虫等；可以治疗妇女瘀血经闭，多配伍桃仁、桂枝等；可以治疗跌打损伤、瘀血肿痛，常配伍当归、红花等。

另外，大黄能泻下通便、导湿热外出，可以用来治疗湿热蕴结证。如果治疗肠道湿热积滞之痢疾，单用大黄即可，或者与黄连、黄芩、白芍等同用；如果治疗湿热黄疸，则配伍茵陈、栀子等；如果治疗湿热淋证，则

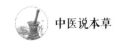

配伍木通、车前子、栀子等。

大黄是峻烈攻下之品，易伤正气，如非实证，不宜妄用；大黄苦寒，易伤胃气，脾胃虚弱者慎用；它活血祛瘀，所以孕妇及月经期、哺乳期妇女应忌用。

第十五节　乍吃黄连心自苦

"哑巴吃黄连，有苦说不出。"这句俗语妇孺皆知，可见黄连味苦已深入人心。黄连最早记载于《神农本草经》，被列为上品。《本草纲目》曰："其根连珠而色黄，故名。"

中药黄连是毛茛科植物黄连、三角叶黄连或者云连的干燥根茎。这三种来源的黄连分别称为"味莲""雅连""云连"。黄连主要产自四川、湖北、云南等地。秋季采挖，除去须根和泥沙，润透后切片，干燥，可生用、清炒、姜制、酒炙或萸制，一般取 2～5g 煎服，外用适量，有清热燥湿、泻火解毒的功效。其中，酒黄连善清上焦火热，多用于目赤肿痛、口疮；姜黄连善清胃和胃止呕，多用治寒热互结、湿热中阻导致的痞满呕吐；萸黄连善舒肝和胃止呕，多用治肝胃不和之呕吐吞酸。

黄连的应用极广。黄连大苦大寒，擅长清中焦湿热，能治疗湿热阻滞、中焦气机不畅导致的脘腹痞满、恶心呕吐，常配伍紫苏叶、黄芩、干姜、半夏等；能治疗胃热呕吐，配伍石膏等；能治疗肝火犯胃导致的胁肋胀痛、呕吐吞酸，配伍吴茱萸等；还能治疗脾胃虚寒所致的呕吐酸水，配伍人参、白术、干姜等。

黄连擅长祛脾胃大肠湿热，是治疗湿热泻痢的要药，单用就可以奏效，也可配伍木香等；治疗湿热泻痢兼表证发热者，可配伍葛根、黄芩，如葛根黄芩黄连汤。此方构成如下：葛根 15g，炙甘草 6g，黄芩 9g，黄连 9g，有解表清里的作用。

黄连有泻火解毒的作用，尤其擅长清泻心经实火，可以用于治疗心火亢盛导致的不寐、烦躁；可以治疗三焦热盛、高热烦躁，常配伍黄芩、黄柏、栀子等；治疗高热神昏，则配伍石膏、知母、玄参、牡丹皮等；治疗热盛伤阴所致的心烦不寐时，则配伍黄芩、白芍、阿胶等；治疗心火亢旺、心肾不交导致的怔忡不寐，多配伍肉桂；治疗邪火内炽、迫血妄行之吐衄，则配伍大黄、黄芩等。

所谓"三焦"，是中医藏象学说中的一个概念，是一个具有综合功能的、分布于胸腹腔的大腑。三焦分为上焦、中焦、下焦三个区域，把躯干划分为三个部分：膈以上为上焦，包括心、肺两脏；横膈以下至脐为中焦，包括脾、胃、肝、胆等脏腑；脐以下为下焦，包括肾、大肠、小肠、膀胱等脏腑。

黄连既能清热燥湿，又能泻火解毒，尤其擅长治疗痈肿疔毒，常配伍黄芩、黄柏、栀子等；也能治疗目赤肿痛，可配伍淡竹叶等；还能治疗胃火上攻、牙痛难忍，配伍生地黄、升麻、牡丹皮等。

最后，黄连善于清胃火，用来治疗胃火炽盛，消谷善饥时，常配伍麦冬，或者可配伍黄柏以增强泻火之力。如果配伍生地黄，可用来治疗肾阴不足、心胃火旺之消渴。

黄连除了内服，也能外用。可以制作成软膏外敷涂抹在患处，治疗皮肤湿疹、外耳道流脓；可以煎汁滴眼，用来治疗眼目红肿。

黄连大苦大寒，久服容易伤到脾胃，所以脾胃虚寒者忌用；黄连苦燥容易伤津，所以阴虚津伤者慎用。

第十六节　黄芩枝头噪鸟多

李时珍曾在《本草纲目》中回忆过一次生病的经历。在 20 岁时，他突发感冒咳嗽，具体表现为咳嗽不止、发热、皮肤如火燎、每日咳痰多至一

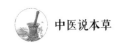

碗、口渴多饮等，用了柴胡、荆芥、竹沥、麦冬等药都无效果，病情日渐加重。李时珍的父亲李言闻也是大夫，想到金元时期名医李东垣用了一剂黄芩汤治好了治疗肺热如火燎的病。李言闻赶紧取黄芩片一两，水两碗，煎成一碗，给李时珍服用。第二天，李时珍就身热尽退，痰嗽皆愈。

《本草纲目》中还有两个关于黄芩的病例。一个患者喜欢喝酒，后来小腹绞痛难忍，小便如淋，诸药无效，李时珍使用黄芩、木通、甘草三味药煎服，患者服用后马上有所好转。还有个患者因为服用附子过多导致小便秘，服用黄芩、黄连两味药后就好了。

黄芩是唇形科植物黄芩的干燥根，主产于河北、山西、内蒙古、河南等地。春、秋两季采挖，除去须根和泥沙，晒后除去粗皮，蒸透或者开水润透，切片，干燥。

黄芩味苦，性寒，有清热燥湿、泻火解毒、止血、安胎的作用。黄芩可以生用、酒炙或者炒炭用。清热多生用，安胎多炒用，清上焦热多酒炙，止血多炒炭。一般取 3～10g，煎服。

黄芩有许多方面的应用。第一，黄芩擅长清湿热，尤其擅长清中上焦之湿热，治湿温暑湿证、湿热阻遏气机导致的胸闷恶心呕吐、身热不扬、舌苔黄腻时，常配伍滑石、豆蔻、通草等；也可以治疗湿热中阻导致的痞满呕吐，配伍黄连、干姜、半夏等，如半夏泻心汤；还可以治疗大肠湿热之泄泻、痢疾，配伍黄连、葛根等。

半夏泻心汤组成如下：半夏 12g，黄芩 9g，干姜 9g，人参 9g，黄连 3g，大枣 4 枚，炙甘草 9g。主治寒热互结之痞证。

第二，黄芩善清泻肺火。能治疗肺热壅遏导致的咳嗽痰稠，可以单用，或配伍法半夏等；能用来治疗肺热咳嗽、气喘，可配伍苦杏仁、桑白皮、紫苏子等。

第三，黄芩苦寒，清热泻火力强，可配伍薄荷、栀子、大黄等，治疗外感热病、中上焦热盛所致的高热烦渴、面赤唇燥、尿赤便秘。

第四，黄芩能清热泻火以凉血止血，可以用来治疗火毒炽盛、迫血妄行之吐血、衄血等，常配伍大黄；也能治疗血热便血，配伍地榆、槐花等；还能治疗崩漏，常配伍当归等。

此外，黄芩具有清解热毒的作用，可用来治疗痈肿疮毒；有清热安胎的作用，可用于治疗胎动不安。

黄芩分为枯芩和子芩。枯芩是生长时间长的宿根，善清上焦肺火，主治肺热咳嗽痰黄；子芩是生长时间短的子根，善清下焦湿热，主治湿热泻痢腹痛。

需要注意的是，黄芩苦寒伤胃，脾胃虚寒者不宜使用。

第十七节　安神修息看天麻

人们常说，天麻是落入人间的精灵。在古代，人们将天麻奉为天赐之圣物，细心呵护。

相传很久以前有一个小村落，百姓安居乐业，过着男耕女织，日出而作、日落而息的生活。但是，一种奇怪的疾病打破了村子的平静。得病的人每日头痛得就像快要裂开一样，严重时还会出现四肢抽搐，甚至半身瘫痪。村里的乡亲们到处求医治病，但都效果不佳。

这时村里有一位从小研究中医药的大夫，虽然年纪尚小，却十分有胆识。一天，他听说50公里外的峡谷中有一位神医，可治疗所有疾病。于是他带了些干粮，日夜兼程，经过长途跋涉后终于到达峡谷，却发现那里人烟稀少，根本无法找到神医的踪迹。眼看自己带的干粮就要吃完了，他忽然看见一位正在砍柴的老汉，便急忙跑过去打听神医的住处。老汉看了看他，指着远处的山说道："神医去那座山头治病了，不在此地，你可去那里寻他。"

于是，他又急忙赶到那座山头。刚一登上山就感到头晕目眩，四肢抽搐，随后晕倒在了山头上。当他醒来时，发现自己躺在一间破旧的茅草屋

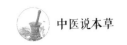

里,头也不痛了,没有任何不适的症状。这时,有一位老人端着一碗药走进来,嘱咐他将这碗药喝下。这位老人正是那砍柴的老汉。"你跟村子里的人得的是一种病,你可将桌子上的药材带回家中,放在腐烂的树叶中种下,这个药材就永远用不完,会越生越多。"说完之后,这位老人便转身不见了。

他知道自己遇到的就是神医,于是按照老人所说把这种药材带回家后,煮了一大锅药汤让乡亲们喝下。果然如老人所说,乡亲们的病逐渐好了起来。他把剩下的药材根种植在烂树叶中,从此这药材便一年又一年地生长,并且越来越茂盛。乡亲们都说这是天赐之物,是神仙送来的神物,于是便给这药取名为天麻。

天麻味甘,性平,临床上常常会用到一个以天麻为君药的经典方剂,名叫天麻钩藤饮,其药物组成如下:天麻9g,钩藤9g(后下),石决明18g(先煎),栀子、黄芩、杜仲、益母草、桑寄生、首乌藤、茯神各9g,川牛膝12g。这个方子有平肝息风、清热活血、补益肝肾的功用,可治疗高血压、眩晕、头痛、失眠多梦、烦躁易怒等。

天麻是一种中药材,也是一种天然的补品。在现代生活中,人们也经常在烹饪菜肴时加入天麻,不仅可以增加美味,还可以起到保健作用。首先,天麻是缓解头痛头晕的圣药,现代药理学研究显示天麻中可提取出天麻素,可以用来治疗头痛、失眠、神经衰弱等疾病;其次,天麻也是心脑血管疾病的克星,天麻能降低血管阻力、减慢心率、降低血压,对心脑血管起到保护作用;天麻还可有促进心肌细胞能量代谢,对抗心肌缺血;天麻还有抗惊厥的作用,对小儿惊风及高热惊厥都有很好的效果;由于天麻对人的中枢神经系统有很好的调节保护功能,因此还可增强记忆力,在治疗老年痴呆方面也有一定的作用。

需要注意的是,天麻虽然可以当成保健品来用,但是需要在专业医生的指导下使用,以防出现过敏等问题。

第四章
山果不充饥，入药更神奇

我们的祖先曾以食山果充饥，随着饮食文化的发展，人类在实践的过程中发明了煮、烤等烹饪方法，对于果实的认识也更进一步，虽已不以果实充饥，但果子也是饮食中必不可缺的组成部分。《黄帝内经》提出："五谷为养，五果为助，五畜为益，五菜为充。"有些果实既是食物又是药物，如山楂健脾开胃、龙眼补益心脾、乌梅生津安神、大枣益气补血……有些果实虽然不能直接食用，但是可以入药治病，比如苍耳子治疗头痛鼻渊最拿手，莲子虽苦，在养心安神方面却有奇效。

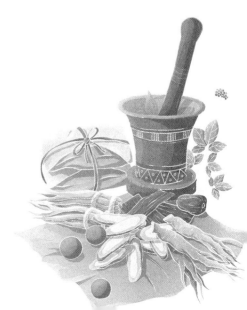

第一节　合中虚贮决明子

名字里带有"决明"的中药有两种。一种叫作决明子，也叫草决明，是豆科植物决明的干燥成熟种子，因为形状像马蹄，所以又叫作马蹄决明；另一种叫作石决明，是鲍科动物杂色鲍等的贝壳。决明子是规范的中药名称，决明子与石决明是两种不同的中药。决明子有清热明目、润肠通便的作用。石决明也有清肝明目的作用，还有收敛制酸等功效。二者有共同点，使用时需要注意区分。

"草决明"除了是决明子的别称，同时也是中药青葙子的异名。苋科植物青葙的干燥成熟种子就是中药青葙子，也有清肝明目的作用，可以清泻肝火。所以遇到"草决明"时，需要分清指的是决明子还是青葙子。

据说杭州原来有一家叫作万承志堂的药店。一天，一个患者拿着方子来抓药，方子里有一味药：草决明。店员本想配决明子，却误配了青葙子。患者回家后发现配错了药，回到药店怒斥店员："你们配错了药，万一患者出了什么问题，你们要负责！"

店员吓得满头大汗，赶快叫来店老板。店老板精通医药，他知道决明子和青葙子在药效上是相近的，替代使用不会出现大问题，于是马上向患者解释。为了避免日后再出现类似的问题，他立即联合药业同行的负责人，向全市药店发布了一则通告，规定因为草决明也是青葙子的别名，所以凡是药方上写着草决明的，可以配草决明，也可以配青葙子，但如果写着马蹄决明，则必须要配决明子。后来的一段时间，江浙一带都把决明子和青葙子当作同一味中药使用。

决明子多用于肝火上扰或者风热上壅头目所致的目赤肿痛、羞明多泪，既能清泄肝经郁热，又能配伍其他中药来疏散风热。当用来清肝火时，决

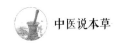

明子常配伍龙胆草、黄芩、夏枯草等药；当用来散风热时，决明子常配伍蝉蜕、菊花等药。决明子可以与黄芩等药组成决明子散，用来治疗风热头痛或者目赤肿痛。其组成如下：决明子、黄连（去须）、升麻、枳壳（麸炒微黄，去瓤）、玄参、黄芩各30g，车前子、栀子仁、地肤子、人参（去芦头）各15g。本方可制作成散剂，每次服用时取9g。对于由于肝肾不足引起的视物昏花等，治疗时常配伍沙苑子、女贞子、枸杞子、熟地黄等补肝肾之药。

另外，决明子还有润肠通便的作用，能治疗大便燥结。近年来，决明子还在临床上用于治疗肝阳上扰引起的高血压，常与钩藤、生牡蛎等药同用。

第二节　夏服栀子无暑意

栀子是秦汉以前应用最为广泛的黄色染料，因为它的果实当中含有栀子黄素、藏红花素等。《汉官仪》中记载"染园出栀、茜，供染御服"，描述的是栀子用作皇宫大内的衣服的染料。

栀子花开后，会结出绿色的果实，就像一只装满美酒的酒杯，而酒杯在古代被称为"卮"，所以栀子被称为"卮子"，后来演变为"栀子"。它还有山栀、薝卜、越桃、林兰等别称。

中药里的栀子是植物栀子的干燥成熟果实，味苦，性寒，有清热泻火、利湿、凉血解毒的功效。

栀子善泻火清热而除烦。在治疗热病胸闷、心烦等时，可以配伍豆豉，用来透邪清热、除烦解郁。在治疗一切实热证出现的高热烦躁、神昏谵语等症时，栀子可以配伍黄连等药，起到泻火而清邪热的作用。

栀子有凉血止血、清热解毒的作用，可以用来治疗血热妄行，常配伍生地黄、侧柏叶、牡丹皮等药；用来治疗目赤肿痛时，可以配伍菊花、石决明等药；治疗疮疡肿毒时，可以配伍黄连、金银花、连翘等药。

此外，栀子还能泄热利湿，可用于湿热郁结导致的黄疸、乏力、纳少等，常与黄柏、茵陈等药同用。栀子与大黄等药组成栀子大黄汤，有清热利湿通便的功效。其组成如下：栀子 8g，大黄 3g，枳实 15g，淡豆豉 25g，水煎服。把生栀子研磨成粉，与面粉、黄酒调服，有消肿活络的作用，可以用于跌仆损伤、皮肤青肿疼痛等，尤其适合治疗四肢关节附近的肌肉、肌腱损伤。

第三节　山楂适口开脾胃

相传宋光宗的黄贵妃生病了，面黄肌瘦，茶饭不思。御医们用了许多贵重药品，都没什么疗效。宋光宗见爱妃日渐憔悴，自己也愁眉不展。无奈之下，只好张榜求医。一位江湖郎中大胆揭榜进宫。

他给黄贵妃进行一番望闻问切后，说道："黄贵妃食积停滞，开胃即可。我有一个方子，非常简单，只需要将冰糖和山楂一起熬，做成小果子的模样，每顿饭前服用五至十颗，连续吃半个月就能好。"

宋光宗、黄贵妃及一众太医都半信半疑。好在这种果子酸酸甜甜的，黄贵妃很喜欢吃。半个月之后，果然痊愈了。后来这种做法传到民间，百姓们也喜欢吃这种被糖包裹着的山楂果子，并且把果子串起来，形成了我们熟悉的冰糖葫芦。从这个故事中可以看出山楂有开胃的功效。

山楂可以生吃，也能做成果脯、果膏，炮制后可以入药，既是食品，又是药品。现代药理学研究显示山楂具有降血脂、降血压、强心、抗心律不齐等作用。

中药山楂指的是植物山里红或山楂的干燥成熟果实，味酸、甘，性微

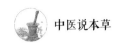

温,有消食健胃、行气散瘀、化浊降脂的作用。山楂有好几种炮制方法,可以把山楂洗干净晒干用,称为生山楂;也可以把山楂炒至外表焦褐色、内部黄褐色,称为焦山楂;还可以炒至外黑内褐,称为山楂炭。用时一般取 9～12g 内服。

山楂味酸而甘,消食作用强,尤其能消化油腻肉食积滞,常与麦芽、六神曲等药配伍。这些药物可组成保和丸,治疗食积停滞、腹痛泄泻,其组成如下:焦山楂 180g,半夏、茯苓各 90g,六神曲 60g,陈皮、连翘、莱菔子各 30g。以上药物研末做成丸剂,每日 2 次,每次 6～9g。治疗因伤食引起的腹痛泄泻,还可以用焦山楂 10g 研成细末,开水调服,有化食止泻的功效。

山楂能活血化瘀,可以治疗产后瘀滞引起的腹痛、恶露不尽等,常与当归、川芎、益母草等配伍。

第四节　头痛鼻渊苍耳子

苍耳子是田野间极为常见的植物。它浑身是刺,一旦钩在衣服上就很难扯下来。在乡村,时常可以看到调皮的孩子拿着苍耳子在同伴的衣服和头发上粘上几颗。

传说在明代,黄河两岸有两个村子,一个叫河东村,一个叫河西村。两个村子有一个共同的风俗,每当粮食新收获时,第一碗要先给狗吃,因为狗曾经救过他们。

原来早些年间,河西村很多人都有鼻塞的症状,总是流鼻涕,白天劳动时可以减轻,但晚上睡觉的时候会加重,感到呼吸困难。因为睡不好觉,人们总是头昏脑涨的。后来来了个游方郎中,说村民们鼻子的问题可以用苍耳子治疗。但是,河西村没有苍耳子,对岸的河东村才有。可两个村子被滔滔河水阻挡，村民们根本过不去。

村子里一条黑色的大狗，生了几只狗崽，但只存活了一只。因为狗天生会游泳，村长想请狗到对岸去采摘苍耳子。他把大狗领到身边，说："麻烦你游泳到对岸去，在野地里打几个滚，如果能粘到几个苍耳子回来，就能给全村人治病，大家都会感谢你的。"大狗听后一下子跳到黄河里，没想到小狗也跟着跳了进去。母子俩奋力游过黄河，在野地里打了几个滚，身上粘满了苍耳子后马上往回游。

哪知游到一半时，突然狂风大作，巨浪滔天。大狗艰难地把小狗送到河边，自己却被卷进浪中淹死了。人们用了小狗身上的苍耳子，果然很快治好了鼻子的病。两村人感念大狗的奉献，于是流传下来敬重黑狗的习俗。村民们的病，相当于西医学的慢性单纯性鼻炎，用苍耳子煎汤服用，的确疗效很好。

苍耳子是菊科植物苍耳的干燥成熟带总苞的果实，味辛、苦，性温，有发散风寒、通鼻窍、祛风湿、止痛的作用，主要用于风寒感冒、鼻渊、风湿痹痛、风疹瘙痒等。不过苍耳子有毒，需要在医生的指导下服用。

所谓鼻渊，指的是一种以鼻流浊涕、量多不止为主要特征的鼻病，常伴随头痛、鼻塞、嗅觉减退、鼻窦区疼痛等，久则虚眩不已，类似于西医学的鼻窦炎。

苍耳子能外散风寒，还能通鼻窍止痛，能够治疗外感风寒、恶寒发热、头身疼痛、鼻塞流涕等，可以与防风、白芷、羌活等发散风寒药同用。苍耳子擅长通鼻窍以除鼻塞、止前额及鼻内胀痛，用来治疗鼻渊、头痛、不闻香臭、时流浊涕时，可以内服，也可以外用。尤其擅长治疗鼻渊外感风寒，常与辛夷、白芷等散风寒、通鼻窍之药配伍，如苍耳子散。患有鼻炎的人群可以使用苍耳子油，做法很简单：取麻油50g，苍耳子5g（需为炮制过的苍耳子），将苍耳子轻轻锤破，与麻油一同加入锅中，小火熬至苍耳子变黑，除去苍耳子渣，每天早晚用棉签蘸油涂沫鼻孔即可，可起到缓解

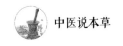

鼻塞的作用。

若治疗鼻渊属风热外袭或湿热内蕴者，苍耳子常配伍薄荷、黄芩等疏散风热药。其他鼻病也经常使用苍耳子。

另外，苍耳子能祛风除湿、通络止痛，用来治疗风湿痹证之关节疼痛、四肢拘挛时，可以单用苍耳子，也可以配伍羌活、威灵仙、木瓜等药。

第五节　清热润肺胖大海

有许多与中药有关的谜语，比如有一个谜面是：涨潮，打一个中药名。谜底就是我们这一节要说的药物。这味药大家都很熟悉，叫作胖大海。

胖大海首次记载于《本草纲目拾遗》，俗称"大发"。因为把胖大海扔到装满热水的杯子中会裂皮发胀，迅速充满整个杯子，所以有了"大发"这个名字。它的果皮非常薄，质脆，容易脱落。中层果皮较厚，一遇到水就会膨胀成海绵状。每年4～6月的果实成熟开裂，采收的种子晒干后就是中药胖大海。

胖大海味甘，性寒，有开肺气、清肺热、润肠通便的功效。它可以用于肺气闭郁、声音嘶哑、咽喉疼痛等，常与桔梗、生甘草、蝉蜕、薄荷等药物配伍使用。它还能治疗热结便秘，症状较轻的时候可以单用，症状较重的时候需要配伍清热泻下药同用，对于热结便秘引起的头痛目赤等也有一定的效果。胖大海性寒，脾虚胃寒的人，以及由于风寒感冒或者肺阴虚引起咳嗽的人都不适合服用胖大海。

胖大海和青果组成青果膏，其组成如下：鲜青果5kg，胖大海120g，锦灯笼60g，山豆根30g，天花粉120g，麦冬120g，诃子120g。将这些药物切碎，水煎3次，分次过滤后去渣滓，把滤液合并，用文火煎熬浓缩至膏状，每30g膏兑蜂蜜30g，每日服用2次，每次服用9～15g，温开水调化送服，有清咽止渴的作用，可用来治疗咽喉肿痛、失音声哑、口燥舌干。

总的来说，胖大海的应用领域较广，肺热咳嗽、无痰干咳、声音嘶哑、牙龈肿痛、目赤、咽喉疼痛、便秘、痔疮、大便出血、骨蒸内热、吐血下血等患者都能使用，在炎炎夏日也可以当清热解暑的饮料饮用，但是不能多喝。

胖大海是治疗咽炎的良药，但是要注意不是所有人都适合服用胖大海，也不是所有人都适合长期服用，应当"见好就收"，在专业医生的指导下使用。

第六节　旋折荷花剥莲子

大多数植物都是先开花后结果，莲花却有所不同，它在开花的同时胚珠"莲蓬"也跟着出现了。莲花逐渐凋谢，莲蓬则逐渐生长直至成熟。莲也叫作荷、芙蓉等。

有关莲花的文艺作品不计其数，现代最脍炙人口的莫过于朱自清的《荷塘月色》。文章中引用了"采莲南塘秋，莲花过人头。低头弄莲子，莲子清如水"的诗句，每一句都有"莲"字，描写的就是秋季莲子成熟时的情景。而"莲"与"怜"同音，也可用来表达爱怜的意思。

中药莲子是植物莲的干燥成熟种子，味甘、涩，性平，有养心安神、益肾固涩、健脾止泻的功效。莲子的质量根据品种、产地、农艺技术及采收季节的不同而有差别。以采收季节为例，在二十四节气中的大暑前后采收的莲子常被称作夏莲或者伏莲，颗粒大、肉质好、口感酥；立秋之后采收的莲子常被叫作秋莲，颗粒小、肉质薄、口感硬。

莲子能养心安神，常配伍茯苓、酸枣仁、柏子仁等药，治疗心悸、失眠等；莲子能益肾固涩，常配伍沙苑子、菟丝子、芡实、山药、牡蛎等药

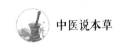

治疗下元虚损、遗精、崩漏、带下等；莲子能健脾而固肠，常配伍白术、茯苓、山药等药治疗脾虚久泄。

莲子和芡实等药可组成安神固精丸，处方如下：莲子 60g，当归 30g，金樱子 30g，芡实、茯神、龙骨、锁阳、牡蛎各 24g，肉桂 12g，黄连 9g，远志、酸枣仁、莲须各 1.8g，生地黄、黄柏、山药各 15g。以上药物研成细末，炼蜜为丸，每丸 6g 重，每次服用 1 丸，具有滋补强心、固精安神的功效。

在秋季时，过度成熟的莲蓬会裂开，这时候采收的莲子果皮非常硬，甚至如石头一般。去掉果皮的就是莲子，不去掉果皮的莲子叫作石莲子。石莲子微苦、涩，性寒，有除湿热、开胃进食等功效。另外，市面上还有一种药叫作苦石莲，是豆科植物喙荚云实的种子，味道非常苦，这味药和我们前面所说的莲子、石莲子没有什么关系，应予以区别。

莲除了种子入药，干燥的幼叶和胚根也可以入药，叫作莲子心。吃过莲子心的朋友都会知道它的味道很苦。中药莲子心有清心热的作用，临床上用于热入心包、神昏谵语及心火亢盛、烦躁不安等，常配伍玄参、麦冬等药，近年来也用于治疗高血压。刚刚提到的药物可以组成清宫汤，其组成如下：玄参心 9g，莲子心 2g，竹叶卷心 6g，连翘心 6g，水牛角 30g，连心麦冬 9g，水煎服。有清心解毒、养阴生津的功效，主治温病热陷心包证导致的发热、神昏谵语等。

第七节　龙眼见来形似橘

"一骑红尘妃子笑，无人知是荔枝来。"唐玄宗时期，杨贵妃集三千宠爱在一身。她喜欢吃荔枝，所以荔枝的身价水涨船高，成为极受欢迎的水果。而龙眼的外形与荔枝颇为相似，但是吃起来稍微麻烦一些，而且口感比较含蓄，因此当时龙眼的身价就远远不如荔枝了。

有一个开元宫人生活孤独，只好寄情于写诗。有一段时间，边关打仗需要大量战袍，这位开元宫人也分配到了缝制战袍的任务。她每缝制完一件战袍，就把一首诗藏在衣服夹层里，用以抒发对爱情的向往。因为龙眼比较便宜，制作成龙眼干也方便保存，于是又在口袋中放入龙眼干和松子，送给战士当口粮。

后来其中一首诗被战士发现了，战士十分害怕，担心别人误会和宫女有瓜葛，于是马上去自首。皇帝倒也大度开明，没有怪罪这名宫女，反而认为她很有才华，只做宫女有些可惜了，她和战士也算是有缘分，于是把宫女赐给战士，二人喜结良缘，成为一时佳话。

龙眼，俗称桂圆，福建莆田当地也叫三尺农味，广泛分布在我国西南部、东南部，以福建为多，广东次之。中药里的龙眼肉，指的是去掉壳和核的龙眼的假种皮，味甘，性温，有补心安神、养血益脾的功效。

龙眼肉有滋养作用，能补益心脾，治疗心脾虚损造成的失眠、惊悸、怔忡等，常配伍酸枣仁、远志、白术、茯苓、当归等药。比如归脾汤，其组成如下：白术、当归、茯苓、黄芪（炒）、远志、龙眼肉、炒酸枣仁各3g，人参6g，木香1.5g，炙甘草1g。本方可以治疗心脾两虚、气血不足导致的神疲食少、心悸失眠等症。龙眼肉既能补脾胃之气，又能补营血之不足，单用龙眼熬制成膏，或者与其他益气补血药同用均可，可以用来治疗气血虚弱之证。

第八节　三钱莱菔换红顶

相传慈禧有一年做寿在游园看戏，不亦乐乎，一不小心吃得太多而病倒，精力渐衰。太医们每日给她服用上等人参煎煮的独参汤滋补，刚开始

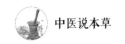

还有点效果,后来不但无效,慈禧反而觉得头胀、胸闷、食欲不佳、易怒,还会流鼻血。无奈之下,只好张榜求医。三天后,苏州名医曹沧洲对皇榜细加琢磨,领悟到慈禧的病因,于是进京为慈禧看病。

曹沧洲把九克莱菔子研成细粉后加入面粉,用茶水拌成丸子,再用锦帕包裹,呈给慈禧,称这药叫作"小罗汉丸",每日服用3次,每次服用1颗。第二天,慈禧感觉浑身轻松,食欲大振,高兴之余赐给曹沧洲一顶红帽子,也就是官帽。因此当时盛传一句话:三钱莱菔换红顶,化痰行气消积倾。

有人问他:"莱菔子究竟是什么名贵药品?"

曹沧洲答曰:"就是萝卜子。"

莱菔子味辛、甘,性平,一般用5~12g,煎服,有消食化积、祛痰下气的功效。它能消食化积、行滞除胀,用来治疗食积停滞导致的胃脘痞满、嗳气吞酸、腹痛泄泻、腹胀不舒等症,常配伍六神曲、山楂、麦芽等药,增强消食之力,或配伍半夏、陈皮等药,增强降逆和胃之功。如果还感有湿邪,可以加茯苓等;感有热邪,可以加黄连、连翘等;如果有脾虚,可以加白术等。

莱菔子的化痰作用比较显著,常配伍白芥子、紫苏子等药,用来治疗咳嗽痰多、气喘。莱菔子、白芥子、紫苏子这三味药能组成三子养亲汤,有温肺化痰、降气消食的功效,治疗寒痰喘咳兼有食积证。其实这个方子的名字有三个孩子侍奉老人的意思,正好提示可以用来治疗老人的咳喘多痰。以上三味药各取9g,微炒,击碎,每次取其中的9g,用绢布小袋装着,煮作汤饮,可以当茶水喝,但是不能煎煮太过。

萝卜的茎叶叫莱菔缨,也是一味中药,味辛、苦,性温,有利咽、和胃的功效,用于咽痛、胸脘痞闷等。萝卜老而枯的根,叫作地骷髅,又叫地枯萝,也是一味中药,有宣肺化痰、消食、利水消肿的功效,适用于咳嗽痰多、脘腹痞闷、食积腹泻等症。

《冷庐医话》中也记载着一则关于莱菔子的故事。苏州某官员的母亲得了风寒,茶饭不思。医生都在发散药中加入人参、白术进补,结果病情反而加重。官员的侄子前来探望,问清楚前因后果之后,笑道:"就是进补太多了,才让病情加重。使用莱菔子、大黄、槟榔、厚朴就行了,不需要太多补药。"官员照做,三剂药下去,病果然好了。

第九节 大枣汤将脏躁冲

大枣,就是我们平常食用的红枣,味甘,性温,主产于河北、河南、山东等地,秋季果实成熟时采收,晒干,生用。一般用3~10个(6~15g)大枣煎服,有补脾胃、养血安神、缓和药性的功效。

大枣能补中益气,用来治疗脾胃虚弱,常与党参、白术等药配伍,以加强补中益气的作用。大枣能养血安神,常与甘草、小麦等药配伍,用来治疗脏躁。大枣能补脾和胃,与生姜等药配伍,既能调和营卫,又可以和胃理脾。此外,大枣与部分药性峻烈或者有毒的药物同用,可起到保护胃气、缓和毒烈药性的作用,比如十枣汤中,就是用大枣缓和甘遂、大戟、芫花的烈性和毒性。

南宋医学家陈自明编纂了一本著名的妇科专著《妇人大全良方》,书中记载了这样一则故事:一位妇人白天总是哭泣,哭得非常伤心凄凉,但是又说不出为什么伤心,医生反复治疗都没什么效果。后来陈自明想到这可能是张仲景在《金匮要略》中提到的脏躁,按此治疗后妇人果然痊愈了。

脏躁,与西医学围绝经期综合征等有相似之处。患者容易受暗示,感情用事,富于幻想,经常因为激动、惊吓、委屈、悲伤等因素而发病,出现各种躯体症状或者精神障碍,但是没有器质性病变。中医把这种精神忧郁、烦躁不宁、悲忧善哭、喜怒无常的表现称作脏躁。脏躁多发于女性,

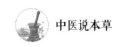

属内伤虚证,多由精血不能滋养五脏、阴阳失衡、虚火妄动、上扰心神等原因导致。

脏躁的患者需要甘缓滋润脏腑,可以服甘麦大枣汤。这个方子由医圣张仲景所创,为甘缓之品,可以减轻情志的剧烈波动。甘麦大枣汤药物组成如下:大枣20g,小麦30g,甘草6g,水煎服,每日1剂。这个方子具有调和肝脾、养心安神的功效,主治情志抑郁、思虑过度、心肝受损、肝阴暗耗导致的脏躁,可见无故悲伤、精神失常等。

第十节　王不留行送出城

王不留行是石竹科植物麦蓝菜的干燥成熟种子,全国各地均产,主要产自河北、江苏、山东、辽宁等地,其中以产于河北邢台者最佳,多数为野生,也有人工栽培。夏季果实成熟、果皮尚未开裂时采割植株,晒干,打下种子,除去杂质,再晒干后生用或者炒用。晒干后使用的叫生王不留行;清炒至爆开的叫作炒王不留行。用时一般取 5～10g,煎服。

王不留行最早记载于《神农本草经》,被列为上品,有活血通经、下乳消肿、利尿通淋三大功用。通经,可以用于女子经闭、痛经;下乳,可以配伍穿山甲以通下乳汁,民间一直有"穿山甲、王不留,妇人服了乳长流"的说法,但需要特别注意的是,如今穿山甲已禁止入药,所以临床需要用其他药物代替,如治疗产后气血虚弱,乳汁稀少,可以配伍黄芪等药;消肿,多用于治疗乳痈肿痛,常配伍蒲公英、瓜蒌等药;利尿通淋,可配伍滑石等。

淋证,具体表现为小便频数、淋沥涩痛、小腹拘急隐痛等。宋代针灸学家王执中在《针灸资生经》中记有这样一事:有位妇人患了淋证,卧床不起,诸药无效,一众医生都束手无策。家人求助于王执中,王执中用剪金花的十多片叶子，煎汤服用。第二天，家属告诉他，病情已经减少了八分。又服了一次后就痊愈了。故事中提到的剪金花，就是中药王不留行的原植物麦蓝菜的异名。

王不留行和晚蚕砂等药可组方，如国医大师邓铁涛的治闭经方，其组成如下：晚蚕砂10g，王不留行15g，益母草30g，牛膝15g，海螵蛸18g，茜草根15g。煎汤，每天早晚服用。

《世说新语》里也记载了一则关于王不留行的故事。

晋代有个人叫卫展，为人小气，舍不得花钱，十分抠门。在他做江州刺史的时候，有一个老朋友来投靠他。他不愿意收留，又碍于情面，担心别人说他闲话，不能直接拒绝老朋友，于是送给他一斤王不留行。老朋友刚开始有点疑惑不解，送这个有什么含义？思考半晌后才明白，这位刺史大人已经忘却旧情了。

王不留行从字面上理解就是"我不愿意留你，你走吧"的意思。老朋友长叹一声，伤心地离开了。卫展的外甥知道这件事后，感叹道："舅父刻薄，竟然驱使草木来逐客。"

正如李时珍所说："此物性走而不住，虽有王命不能留其行。"

第十一节　生津安神乌梅好

大家都知道梅子酸酸甜甜，是非常好的水果，其实它也是一味中药。中药里的乌梅是植物梅的干燥近成熟果实。众所周知，乌梅的味道很酸。它性平，有敛肺、涩肠、生津、安蛔的作用。可以去掉核使用，这时候叫乌梅肉。用时一般取6～12g，煎服。

乌梅敛肺而止咳，可以配伍半夏、苦杏仁等药治疗久咳不止、痰液稀少等；又能涩肠、止泻，常配伍肉豆蔻、诃子、苍术、茯苓等药，治疗泻

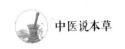

痢日久不止；还能生津止渴，可以配伍天花粉、葛根、麦冬、人参、黄芪等药，治疗气阴两虚导致的烦热口渴及暑热烦渴。

乌梅味酸，"酸"能治蛔虫，所以乌梅能和胃安蛔，常配伍黄连、黄柏、干姜、细辛、花椒、附子等药治疗蛔厥腹痛。这些药物可组成乌梅丸，其处方如下：乌梅120g，细辛18g，干姜30g，黄连48g，当归12g，附子（制）18g，花椒12g，桂枝18g，人参18g，黄柏18g。将这些药物捣碎筛选，混合均匀，另外用苦酒渍乌梅一晚上，去掉核，放在米下面蒸，饭熟之后捣成泥，再把混合好的药物放在一起，制作成梧桐子般大小的丸剂，可以用来治疗蛔厥腹痛。

乌梅也能用于治疗外伤胬肉，用乌梅炭研成细粉外敷就可以了。

《三国演义》中有一段关于乌梅的经典故事。曹操率军出征，在行军途中，天气非常炎热，如同火烧一般，将士们各个都特别口渴，但是又找不到水源，军队士气越发低迷。曹操非常担忧，突然心生一计，大声叫道："前面有一大片梅林，有非常多的酸梅，酸甜可口，大家忍一忍，等会儿就去吃酸梅。"士兵们一听到有酸梅吃，立刻条件反射流出口水来，顿时士气大振，加快了步伐。这就是成语"望梅止渴"的典故。

在日常生活中，乌梅更多情况下是被用来制作酸梅汤。乌梅泡发以后，加入山楂、甘草及水，小火熬制即可，倘若太酸或者感觉有苦味，则再放入冰糖。南宋《武林旧事》中提到的"卤梅水"就类似于酸梅汤，可见人们在很早就开始饮用酸梅汤了。

第十二节　三楚白云生佛手

植物佛手的果实的外形特别像人的手，可以作观赏植物，也能入药。中药佛手是植物佛手的干燥果实，入药时一般切片晒干用，味辛、苦、酸，性温，有疏肝理气、和胃止痛、燥湿化痰的作用，每次取 3～10g 煎服。

药用佛手因为产地的不同而有不同的名称。产自浙江的叫金佛手，产自广东、广西的叫广佛手，产自四川的叫川佛手，产自云南的叫云佛手。不同的形状也有不同的称呼，呈展开状态的叫开佛手，呈闭合状态的叫闭佛手。

关于佛手，还有一则民间传说。相传很久很久以前，金华山下住着一对母子。母亲年老体衰，生了病总是双手抱胸，感觉胸腹胀闷，非常难受。儿子是个孝子，为了给老母亲治病四处奔波求医，可是母亲的情况一直不见好转。

有一日，他忙碌了一整天，晚上很快睡着了。他梦到一位美丽的仙女，赐给他一个手掌似的黄色果子，告诉他把果子给母亲闻一下，病就会好的。他非常高兴，在梦中大笑，醒后才发现刚刚只是一场梦，母亲的病还是没好。

于是他到处去寻找那种长得像手掌的果子，经过了无数次的跋山涉水、翻山越岭，却始终无果。后来他在寻找途中休息时看到一只美丽的仙鹤，边跳舞边唱歌："金华山上有金果，金果入药疗效多。明晚子时山门口，大好时机莫错过。"

他听懂了仙鹤的话，赶忙回到金华的家中。等到第二天子时，他爬到金华山顶的山门，果然是金花遍地、金果满枝、金光耀眼。一片金色中，梦中仙女飘然而来："你的孝心感动天地，我送你药果一个，助你给母亲治病。"他连连磕头，说："我老母亲体衰多病，还请您赐我一棵苗进行培育，免得以后母亲再生病痛。"

仙女真的送了他一株小苗。他回家后把药果给母亲服下，症状果然很快就减轻了。他坚持悉心培育小苗，小苗慢慢地茁壮成长，当长成结出果实后，他也十分友善，把果子分给村民们一同享用。

佛手气味芳香，药性平和，适用于肝脾气滞之证，可以配伍木香、枳

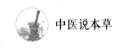

壳等药治疗脾胃气滞，也可以配伍青皮、川楝子等药治疗肝气郁结、肝气犯胃。

佛手和木香等药可组成白玉露，其处方如下：当归30g，肉桂24g，陈皮30g，零陵香15g，排草15g，木香6g，丁香6g，佛手18g，白酒1，冰糖2.5kg。此方有开胃顺气、祛寒、助消化、悦容颜的功效，用来治疗中气虚损、寒郁气滞、元阳亏耗、身体衰弱、胃脾膨满。将药物放在布袋中，浸泡在白酒里，用文火煮1小时，再加冰糖即可。每次服用1～2杯。

佛手有燥湿化痰的作用，可以用来治疗咳嗽日久、痰多，尤其是伴有胸胁闷痛的症状更为适宜，这时可以配伍橘络、丝瓜络、枇杷叶等药。

植物佛手的花叫佛手花，功用和用法用量与佛手差不多，有疏肝理气和胃的功效，用时一般取3～6g。

第十三节　枳实理气如虎狼

中药枳实是植物酸橙及其栽培变种或甜橙的干燥幼果，首次记载于《神农本草经》。枳实味苦、辛、酸，性微寒，有破气消积、化痰散痞的功效，主要用于胸胁气滞、胀满疼痛、大便不通、痰滞气阻、脏器下垂等。

枳实善于破气除痞、消积导滞，常配伍山楂、麦芽、神曲等药治疗饮食积滞、脘腹痞满胀痛，配伍大黄、芒硝、厚朴等药治疗胃肠积滞、热结便秘、腹满胀痛，还能配伍黄芩、黄连治疗湿热泻痢、里急后重。

枳实能行气化痰以消痞，破气除满而止痛，治疗胸阳不振、痰浊痹阻之胸中满闷疼痛时，多配伍薤白、桂枝、瓜蒌等药；当治疗痰热结胸时，可以与黄连、瓜蒌、半夏等同用；当治疗心下痞满、食欲不振时，可以配伍半夏、厚朴等药。

枳实还擅长破气行滞而助活血止痛，用来治疗气血阻滞导致的胸胁疼痛时，应配伍川芎等；如果用来治疗寒凝气滞证，则配伍桂枝等；治疗产后瘀滞腹痛时，可用枳实与芍药等份研成细末服用，也可以与当归、益母草等同用。

《红楼梦》中有这样一则故事：贾宝玉的丫鬟晴雯中了风寒，鼻塞声重，懒怠不愿动弹。先请了胡太医来医治。胡太医诊脉后，说："小姐的病是外感内滞，近日时气不好，竟算是个小伤寒。幸亏是小姐素日饮食有限，风寒也不大，不过是血气原弱，吃两剂药疏散疏散就好了。"太医开了药方后，宝玉看了看那药方，上面有紫苏、桔梗、防风、荆芥等药，后面又有枳实、麻黄。

宝玉知道枳实、麻黄药力强，乃虎狼之药，说道："该死，该死，他拿着女孩儿们也像我们一样的治法，如何使得！凭他有什么内滞，这枳实、麻黄如何禁得！"

宝玉不信任胡太医，骂他是胡庸医，又请来王太医，重新开了一个方子。这方子和胡庸医的方子不同，果然没有枳实、麻黄等药，而是当归、陈皮、白芍等。宝玉很满意，让晴雯服用这个方子。

哪知宝玉是自作聪明，自以为是胡庸医是庸医。其实"胡庸医"的药方剂量精准，麻黄、枳实虽然药力强，但是用量合理，可以药到病除。宝玉担心晴雯扛不住药力而改用王太医的方子，然而晴雯用药后病情反倒加重了。"外感却倒清了，这汗后失于调养，非同小可"，后来王太医将疏散祛邪的药去了，添加了地黄、茯苓、当归等养血药，却已经回天乏术。晴雯最终死在了伤寒的病根上。

有一味药叫作枳壳，是酸橙及其栽培变种的干燥未成熟果实。枳实在5～6月采收，枳壳在7月采收，果实的成熟程度不同，枳实比较幼小一点，枳壳比较成熟一点。枳壳与枳实的药效相似，但枳实药力更强，枳壳药力较缓。枳实多用来破气除痞、消积导滞，枳壳多用来理气宽中、消胀除满。

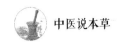

第十四节　银杏低垂颗颗圆

银杏树又叫公孙树，据说因为银杏生长得非常缓慢，种植20年后才能结果，40年后才进入盛果期，爷爷辈种的树，到了孙子辈才能享用它的果实，所以有了这个名字。

银杏有"活化石"的美称，因为银杏是现在仍然存活在地球上的最古老的裸子植物，它曾经和恐龙生活在同一个年代。银杏最早出现在三亿多年前，曾经广泛分布在北半球的许多地区。大约五十万年前，由于冰川世纪的到来，地球变冷，分布在欧洲、北美洲等地的银杏都已灭绝，只有在我们中国的部分地区还存在适合银杏生存的的独特条件，银杏才得以保存。

银杏是大自然赐予人类的宝贵财富，这一珍贵的物种在经历三亿年的沧桑轮回后，依旧焕发着光彩，服务着人类的健康和文明。《神农本草经》上就有关于银杏的记载，银杏果、银杏叶的医药价值也在不断被挖掘。

银杏的叶子外形有点像鸭掌，所以曾被叫作鸭脚，宋代被进贡给帝王后才改成了银杏的称呼。因为银杏果的果核是白色的，所以叫白果。中药白果就是植物银杏的干燥成熟种子，在秋季采收，除去肉质外种皮，洗净，稍蒸或者煮后烘干，使用时打碎取种仁，生用或者炒用。用时取5～10g，煎服。

白果味甘、苦、涩，性平，有敛肺化痰定喘的作用，经常用来治疗喘咳多痰。当用来治疗风寒引起的寒喘时，常配伍麻黄使用；当用来治疗肺肾两虚导致的虚喘时，常配伍五味子、核桃仁等，起到补肾纳气、敛肺平喘的作用；当用来治疗外感风寒而内有蕴热导致的咳喘时，则与麻黄、黄芩等同用，如定喘汤；当用来治疗肺热燥咳而无痰时，则配伍天冬、麦冬、款冬花以润肺止咳。其中定喘汤处方如下：白果（去壳，砸碎，炒黄）9g，麻黄 9g，紫苏子 6g，甘草 3g，款冬花 9g，苦杏仁（去皮尖）4.5g，桑白皮（蜜炙）9g，黄芩（微炒）4.5g，法半夏 9g。水煎服，可以用来治疗咳嗽、哮喘。

白果收涩而固下焦，用来治疗妇女带下，尤其是属于脾肾亏虚导致的带下色清质稀者，常配伍山药、莲子等健脾益肾药。如果治疗湿热带下色黄腥臭者，则配伍黄柏、车前子等药，用来化湿清热止带。白果还能用来治疗小便浑浊，可单用白果，或者配伍益智仁等药；也能治疗遗精、尿频、遗尿，常配伍熟地黄、山茱萸、覆盆子等药，达到补肾固涩的作用。

需要强调的是，白果生食有毒，不能多用，儿童服用的时候千万注意，以免中毒。

此外，银杏的叶子也是一味中药，叫作银杏叶，有活血化瘀、通络止痛、敛肺平喘、化浊降脂的功效，能治疗胸痹心痛、肺虚咳喘、高脂血症等。

第五章
落叶满阶红不扫,妙手处之能入药

一株植物,有根,有果实,有花,也有叶子,根、果实与花都可以入药,叶子当然也可以。对于一株植物来说,叶子主要通过光合作用为植物输送营养,在植物的成长过程中,叶子可以随着植物的死亡而死亡,叶子也会根据四季的变化而变化。脱落的叶子被称为"落叶",看似被植物抛弃的落叶一无所用,但是对于人类来讲,却是很好的药材。在生活中,也有很多人用叶子来泡茶,比如紫苏叶茶、竹叶茶等,都有其不同的养生功效。我们祖先发明的艾灸之法,必须用到的植物就是艾叶,在散寒方面,艾叶最为出众。每一种叶子都有自己不同的性味,因此,不同的叶子治疗的疾病也有所不同。

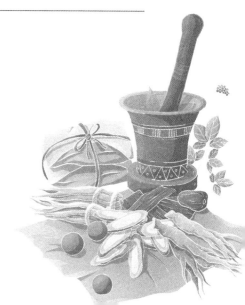

第一节　日晴桑叶绿宛宛

大家对桑叶都很熟悉，桑叶可以用来养蚕，桑树皮可以用来造纸，果穗桑葚可以吃，桑树的叶、皮、枝、果都能入药。

唐代《养疴漫笔》中记载着一则关于桑枝的故事：越州有一个书生叫作仇山村，少年时咳嗽缠身，百药无效，一直到成年都未能痊愈。后来，一位老师给了他一张只有一味药的方子——找一棵桑树，取一束向南的柔软的桑枝，每寸折纳锅中，共二十一枝，以水五碗煎至一碗，盛瓦器中，渴即饮之。服一月而愈。

《夷坚志》中记载着一则桑叶治病的故事：严州山寺有一位僧人，身体羸弱，饮食甚少，夜晚睡觉盗汗，早上醒来衣服都被汗浸透，这样的情况持续了二十年，无药可治。后来，另外一位僧人传授给他一个方子——单用桑叶，趁着朝露采摘，焙干碾末，每日 2 钱（现代用法约为 6g），用温水汤调服，空腹饮下。坚持服用一段时间后，僧人的病就好了。

桑叶应在初霜后采收，因此又叫作霜桑叶、冬桑叶。蜜炙后的桑叶叫蜜桑叶，主要用于肺燥咳嗽。桑叶用时一般取 5～10g，煎服。

桑叶味甘、苦，性寒，有疏风散热、清肝明目的功效。桑叶善于散风热而泄肺热，能用来治疗外感风热、头痛咳嗽，常与菊花、金银花、薄荷、前胡、桔梗等药配伍。桑叶与山药、菊花等药可组成月华丸。月华，指的月光通过云层中的小水滴或冰粒时，经衍射而成的光的现象。肺属阴，有五脏之华盖的称呼，犹如月亮的光华。此方能够滋阴润肺，治疗肺痨，所以叫作月华丸。

月华丸的药物组成如下：天冬（去心，蒸）、生地黄（酒洗）、麦冬（去心，蒸）、熟地黄（九蒸，晒）、山药（乳蒸）、百部（蒸）、沙参（蒸）、

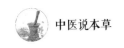

川贝母(去心,蒸)、阿胶各30g,茯苓(乳蒸)、獭肝、三七各15g。用白菊花(去蒂)60g、桑叶(经霜者)60g熬膏,将阿胶化入膏内和药,稍加炼蜜为丸,如弹子大。每天3次,每次服1丸,含化。

桑叶散风热,可以用来治疗风热引起的目赤羞明;能清肝火,可以用来治疗肝火上炎引起的目赤肿痛,常与菊花、决明子、车前子等药配伍;桑叶还能用来治疗肝阴不足导致的眼目昏花,与女贞子、枸杞子、黑芝麻等滋养肝肾的药物同用。

植物桑的根皮叫桑白皮,也能入药,有泻肺平喘的作用,用来治疗肺热咳嗽、喘逆痰多;也有行水消肿的功效,用来治疗面目浮肿、小便不利。

第二节　泻下导滞番泻叶

番泻叶原来是外来药,是一个比较典型的"外来药物本土化"的案例。此药原产地是印度、埃及等地,在我国应用得比较晚。在1840年之前,各种医书上几乎都没有番泻叶的记载,只在《回回药方》上有部分介绍。

《回回药方》是一本约成书于元末的医书,主要记载外来医学经验,具有鲜明的民族医学特色,其理论体系和用药经验与传统中医学有所不同。

1840年之后,中医药著作中才开始出现番泻叶的相关记载。成书于1881年的坐啸山人所著《诊验医方歌括》中有一条关于番泻叶的记载:"形尖而长,状如柳叶,用数十片沸水冲服,专利大便,下三焦之火,泻诸热湿邪积垢,并去烟毒,轻者服一二次,重至三次,有利无弊,通畅即止,用代茶饮,极稳极便,附记于此。"

此后,许多医学家将番泻叶用于治疗温病,其中就包括部分西医学的感染性疾病。中华人民共和国成立后,鼓励中西医结合,一些同时带有中西医学特色的中药书籍开始刊行。后来,番泻叶被载入中药教材当中,逐渐完成了本土化的过程，成为被广泛认可的中药。

中药番泻叶指的是植物狭叶番泻或者尖叶番泻的干燥小叶。前者主要产自印度、埃及等，后者主要产自埃及，我国广东、广西、云南等也有栽培。通常在 9 月采收，晒干，生用。用时一般取 2 ~ 6g，煎服，适宜后下，或用开水泡服。所谓后下，是一种煎药的方法。有些气味芳香的药物，比如薄荷、砂仁等，含有挥发油，煎煮过久会令有效成分会挥发出去；也有的药物久煎后有效成分会被破坏，比如钩藤、番泻叶等，不耐久煎，所以在要其他药物快煎好时再煎煮。

番泻叶味甘、苦，性寒，从名字中的"泻"字就可知有泻下通便的作用。

番泻叶苦寒降泄，能够泻下导滞，适用于热结便秘，西医学的功能性便秘等可参考应用。可以单独泡服，小剂量可起到缓泻的作用，大剂量可以攻下。当治疗热结便秘见腹满胀痛时，可以配伍枳实、厚朴等药，增强泻下导滞的作用，如肠粘连缓解汤。

肠粘连缓解汤有行气祛瘀、通里消胀的作用。其组成如下：厚朴 10 ~ 15g，木香 10g，乌药 10g，炒莱菔子 10 ~ 15g，桃仁 10g，赤芍 10g，芒硝 10g（冲服），番泻叶 10g（泡服）。水煎，加水 500mL，煎煮至 200mL，频服（也就是少量多次服用）。

番泻叶是刺激性泻下药，通过刺激大肠黏膜下神经丛使结肠蠕动显著增加，一般几个小时内生效，是一味猛药，使用时请谨遵医嘱。

第三节　寒侵艾叶知霜重

湖北蕲春县是李时珍的故乡，这里有三种道地药材，称为蕲春三宝，分别是蕲龟、蕲竹、蕲艾。其中"艾"指的是艾叶。我国很早就开始使用

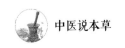

艾叶。《诗经》中曾说:"彼采艾兮,一日不见,如三岁兮。"五月端午节也有插艾祛病驱邪的习俗。

我国古代有四大女名医,分别是晋代鲍姑、西汉义妁、宋代张小娘子、明代谈允贤。鲍姑自幼博览群书,钻研医学,长大后擅长针灸,尤其精通艾灸,是中国第一位女灸学家。

所谓针灸中的"灸",是指利用艾绒等材料为主刺激、烧灼人体体表局部,通过激发经气的活动来调节人体的生理功能,从而达到防病治病目的的一种治疗方法。有地区夸赞艾灸防治疾病的作用为"家有三年艾,郎中不用来"。

鲍姑治疗赘疣、赘瘤最为得心应手,常采摘越秀山脚下的红脚艾制成艾绒,用火点燃,在病患处熏灼。熏灼几次后,身上的赘瘤就会消失。鲍姑医术高超,医德也极为高尚,深受百姓爱戴,人们称呼她为"鲍仙姑"。如今广州越秀山麓三元宫里还设有鲍姑殿,殿中有鲍姑雕像,雕像两旁还有一副对联:

妙手回春虬隐山房传医术

就地取材红艾古井出奇方

到了唐代,长寿老人药王孙思邈经常用艾叶温灸足三里。

艾叶味辛、苦,性温。艾叶可以生用,用来散寒止痛;也可以炒至黑色,炮制成醋艾炭,用来温经止血;也可以捣制成绒,用于艾灸。

温经止血应炒炭用,主要用于虚寒性的出血病证,临床上常用于治疗妇女崩漏,可配伍当归、阿胶等药;也可以治疗血热妄行导致的吐血、衄血,用新鲜艾叶配伍鲜生地、侧柏叶、鲜荷叶等凉血止血药使用。

艾叶辛温散寒,有散寒止痛的作用,所治疗的病证以下焦虚寒为主,用来治疗虚寒性的月经不调、腹痛时,可以配伍吴茱萸、当归、香附等药。如艾附暖宫丸,其处方如下:艾叶(炭)120g,醋香附240g,制吴茱萸80g,肉桂20g,当归120g,川芎80g,白芍(酒炒)80g,地黄40g,炙黄芪 80g，续断 60g。研为细粉，炼蜜成丸。有理气养血、暖宫调经的作用，可以治疗子宫虚寒、月经不调、经来腹痛、腰酸带下。

第四节 摘尽枇杷一树金

枇杷原产于我国东南部，因为叶子的形状像琵琶，因此被叫作枇杷。成熟的枇杷果实呈黄色，很像橘子，所以也叫芦橘、金丸。枇杷果实味道鲜美，营养丰富，是非常受欢迎的水果。可以生吃，也可以制成糖水罐头，还能用来酿酒。

枇杷叶是一味中药，有清肺止咳、降气止呕的作用，是止咳、止呕的常用药物，例如最为人所熟知的川贝枇杷膏，枇杷叶就是其中的重要成分。

清代有一位著名文学家叫郑板桥，是"扬州八怪"之一，有"难得糊涂"的传世名言。据说郑板桥和枇杷叶之间发生过一段有趣的故事。郑板桥一生坎坷，但是心态极好，享年七十三岁。晚年他一直居住在扬州，以卖画为生。有一天，他偶感咳嗽，咽喉不舒服，但是他不喜欢服用汤剂。他看到自家庭院里种着许多枇杷树，因为听说枇杷叶能够泡茶，于是采了十几片枇杷叶，抹去细毛，用来煮茶喝。连续喝了几天，咳嗽居然好了。从此他便知道了枇杷叶有治疗咳嗽的作用。

枇杷叶用时需洗净，晒干，因为枇杷叶上的绒毛非常多，入汤后可能刺痛喉咙，所以需要在使用前拭去绒毛，并且包煎。枇杷叶也能蜜炙，蜜炙枇杷叶有润肺的作用。用时一般取 6～10g，包煎。

枇杷叶能清泄肺热、化痰下气，用于治疗肺热咳嗽、气逆喘息时，可以与桑白皮、苦杏仁等同用。《外科大成》中记载了一首名为枇杷清肺饮的方剂，其组成如下：枇杷叶 6g，桑白皮 6g，黄连 3g，黄柏 3g，人参 0.9g，甘草 0.9g。水煎服，每日 1 剂。治疗肺经血热郁滞不行导致的肺风酒刺。

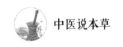

枇杷叶有清泄苦降的作用,可以降逆止呕,用来治疗胃热呕吐时常与半夏、白茅根、竹茹等配伍;用来治疗口渴时与鲜芦根、麦冬、天花粉等同用。

第五节　烦暑最宜淡竹叶

相传,建安二十年,曹操破张鲁,攻取汉中之地,留大将夏侯渊、张郃镇守汉中。后来,张郃率领大军进攻巴东、巴西二郡,想将这里的百姓迁往汉中。刘备任命大将张飞为巴西太守,抗击张郃。张飞、张郃率军对峙五十余天,不分胜负。在这期间,传下来一则张飞的趣事。

传说张飞是一员猛将,率兵猛攻,张郃筑寨拒敌,以防守为主。猛将张飞攻不下来,便派人去阵前骂人示威。张郃置之不理,反而在兵寨上放置了许多檑木炮石,每天坐在阵前喝酒,嘲笑张飞。张飞气得七窍生烟,口舌生疮,加之天气炎热,张飞和很多将士都出现了热病烦渴,严重影响战斗力。

诸葛亮得知张飞的情况后,派人快马给张飞送了五十坛佳酿,并附有锦囊一只。张飞看完锦囊后,命人把酒坛放在阵前,也开始大口喝酒,向张郃示威,却一不小心喝醉了。张郃被张飞骂了一个多月,心里也很是郁闷,见张飞醉成"一摊烂泥",顿时大喜,派兵夜袭,哪知却中了张飞的诱敌之计。

原来诸葛亮送来的根本不是美酒,而是淡竹叶汤。淡竹叶是一味中药,能够治疗张飞等人的热病烦渴。锦囊中,诸葛亮嘱咐张飞演戏,把淡竹叶汤当作酒一样喝给张郃看,终于骗得张郃上当。此战之后,人们都知道了淡竹叶的药效。

药用淡竹叶是禾本科植物淡竹的干燥茎叶。淡竹叶生长在山坡林下、沟边阴湿等地方。夏季未抽花穗前采割，晒干备用。用时一般取 6～10g，煎服。淡竹叶味甘、淡，性寒，擅长清心胃之火热，有清热除烦、利尿的功效。

淡竹叶能治疗热病烦渴、口舌生疮等，常与石膏、芦根配伍。比如竹叶石膏汤，其处方如下：竹叶 6g，石膏 50g，人参 6g，麦冬 20g，半夏 9g，甘草 6g，粳米 10g。以上药物煎汤去米，温服。有清热生津、益气和胃的作用。

淡竹叶也能治疗小便赤涩淋痛，常与木通、甘草等同用。有关淡竹叶的验方非常多，比如用新鲜淡竹叶煎汤代茶饮，可治疗口舌生疮；夏日用淡竹叶加适量水煎煮，可当作凉茶饮用来消暑。

与淡竹叶名字、功效等非常相似的竹叶相比于淡竹叶更偏于利尿。竹叶在不同时期采摘，有不同的疗效偏重点。嫩叶多用于清热利尿，而初出的卷而尚未开放的幼叶叫作竹叶卷心，多用于清心泻火。

第六节　悠悠淡紫有苏叶

有一种野生的紫色植物，最早被人们当作野草，据说后来是华佗发现了这种野草的神力。经过时代的变迁，渐渐地，这种紫色植物被广泛应用，它就是紫苏叶。

一年夏天，华佗采药归来，经过一条小河时，忽然听见河水哗啦一阵响声，回过头一看，原来是一只水獭逮住了一条大鱼而泛起了白浪。水獭将大鱼慢慢地叼到岸边，津津有味地吃起来，不一会儿，一大条鱼连骨头都不剩地被全部吞进了肚子。水獭似乎撑得有些难受，在地上不停地打滚。只见它移动到河岸边的一棵紫色的草边，一口吞下那草，过了一会儿，便舒服地游了回去。

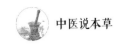

华佗见状，心里不禁疑惑，为何水獭吃了这草后变化如此之大？于是赶紧摘了几株紫色的草回去研究。经过一段时间的钻研，华佗发现这种草有很好的行气和胃的作用。由于这种草是紫色的，于是华佗为其起名为"紫苏叶"。在后来的行医过程中，华佗遇见几位有钱的公子在酒楼里尽情享用鱼蟹之食后不一会儿就开始不停地呕吐。华佗立即试着用紫苏叶救治，没想到中了鱼蟹之毒的富家子弟竟然得救了，由此华佗又发现了紫苏叶有解鱼蟹之毒的功效。

紫苏叶味辛，性温，入肺、脾经，有解表散寒、行气和胃的功效。现代研究表明，紫苏叶不仅可以缓解胃胀等多种消化系统不适症状，还有解热的作用，可治疗感冒发热、咳嗽气喘等。《不知医必要》中有经典的应用紫苏叶治疗感冒发热的验方：苏叶、防风、川芎各4.5g，陈皮3g，甘草2g，加生姜2片，煎服。紫苏叶对于孕妇来说，也是安胎的良药，可行气安胎，治疗妊娠呕吐。紫苏叶具有抗微生物、抗炎、抗氧化等作用，在皮肤病的防治中也有应用。在现代生活中，人们也常常通过煮紫苏叶粥、泡紫苏叶茶等常见的方法来进行日常生活保健，比如可选取干紫苏叶，用开水泡开后，过滤一次，再进行冲泡后饮用。但是，紫苏叶茶不可过夜饮用，易造成身体不适。紫苏叶还可在进行提取后加工制作成注射液等应用于临床治疗。

第七节　良药苦丁茶为饮

我国有句老话：良药苦口利于病。药虽苦，却对治疗疾病起到了很大的作用，苦丁茶就是最好的代表之一。其实，苦丁茶是冬青科植物枸骨、大叶冬青等的嫩叶，有疏风解热、明目生津等功效。大叶冬青还是一种极具观赏价值的植物。

从北宋开始，苦丁茶便是宫廷贡品。据历史记载，广西的一个首领名叫许朝烈，当时为了讨好宋仁宗，命人去采收千年野生古茶树在春天抽出的第一波嫩芽，风干后精心制作成茶叶进贡给宋仁宗。宋仁宗尝了此茶后赞不绝口，觉得这茶先苦后甜，入口甘醇。后来，宋仁宗坚持每日一杯苦丁茶，几个月后便觉得神清气爽，身体轻松许多。从此以后，宋仁宗每年都让许朝烈进贡此茶。在明代，朱元璋为治疗便秘等疾病，也常饮用苦丁茶，将苦丁茶列为宫廷贡品之一。在清代，慈禧太后也常饮用苦丁茶来治疗疾病，还命人保护苦丁茶树，以免因过度采摘而造成灭绝。

中医学认为，苦丁茶味甘、苦，性寒，具有祛风清热、明目生津的作用。苦丁茶有"益寿茶"的美称。现代研究表明，苦丁茶中含有多种微量元素及人体生长所需的氨基酸，不仅可以缓解头痛、目赤等，对于血糖、血脂均有调节作用，是中老年人较为青睐的养生茶。苦丁茶是口腔的保护神，可以有效杀灭口腔中的大部分细菌，防止细菌在食物残渣中繁殖，还可预防口臭的发生。苦丁茶也可增强人体免疫力，对人体的代谢进行双向调节，使代谢相对平衡，对预防感冒也有很好的作用。但是，苦丁茶味苦性寒，风寒感冒者不宜使用，以免造成寒邪积于体内。

虽然苦丁茶有许多好处，但是一定要控制好用量及使用方法。冲泡苦丁茶时，一定要使用开水，且水质要好，可使用纯净水或者矿泉水。由于苦丁茶量少味浓，切记不可一次冲泡过多的苦丁茶。苦丁茶不可长期、大量饮用，脾胃虚寒的人群应减少饮用。

第八节　清雅芦荟颜为王

"芦荟胶""芦荟汁""芦荟茶"……市面上有各种各样的芦荟制成的产品，有的说可以美白淡斑，有的说可以美容保湿，芦荟似乎被说得越来越

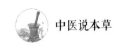

神奇。那么芦荟真的像市面上说的那样厉害吗？

芦荟是通过丝绸之路传入我国的，不是我国土生土长的植物，因此在中西方的药材典籍中都有记录。传说几千年以前的埃及艳后克利奥帕特拉七世青春永驻，没有一丝变老的迹象，于是有人开始研究她为何可以青春不老。跟踪艳后的侍女发现，她每天都会到宫外的一个神秘之处进行沐浴，侍女偷偷溜进去，看到池子里的水与普通的水不同，呈黏稠透明状，还呈一丝绿色。后来人们发现神秘池的水中添加了芦荟的汁液。

芦荟在我国最早载于《药性论》。中医学认为，芦荟具有泻下通便、清泻肝火的功效。芦荟含有多种人体常需的物质，其保健价值不容小觑，被人们誉为"家庭药箱"。现代药理学研究显示，芦荟具有泻下、抗氧化、延缓衰老等功能。芦荟还可促进伤口愈合，在古代战争中，芦荟就是常用的治疗创伤的药物。

在美容领域，芦荟也是独树一帜。芦荟中的多种维生素可以起到美白、滋养皮肤的作用，可有效改善眼袋、皮肤松弛。芦荟中含有丰富的芦荟苷，可促进伤口的愈合，抗炎消肿，因此对于痤疮的消除有一定的作用，可促进好转。现在市面上的芦荟相关产品大多出现在美容行业，大家要注意擦亮眼睛，辨别真假，使用适合自己的芦荟产品。

芦荟在广泛的使用中也引起过一些不良反应，人们对芦荟的副作用也越来越重视。芦荟并不是人人都可以食用的，如孕妇就不宜食用芦荟。现代研究也表明，不当或过量食用芦荟容易引起过敏反应，降低机体的免疫力。因此在购买和使用芦荟产品时，一定要根据专业医生的指导进行。

第九节　性中当有淫羊藿

淫羊藿是一味历史悠久的中草药，很多人初次听到"淫羊藿"这个名字时，会认为它是羊身上的某个器官。那么这味中药的名字为何与羊有关呢？

相传在南北朝时期，有一个叫魏武的年轻小伙子，父母早逝，自己一个人与四十只羊相依为命。由于常年在潮湿的地方放羊，他的身体慢慢变得没有以前那样强壮。到了而立之年，魏武终于娶到了个漂亮的妻子。可跟自己的夫人相处的几个月来，魏武在房事上总是力不从心，十分苦恼，也吃了当地大夫的几剂中药，却没有明显的疗效。

有一日，魏武去放羊，他坐在草地上看着羊吃草，忽然注意到一只公羊在不停地追赶一只母羊，两只羊一起嬉戏。过了一会儿，公羊显然没有力气了。魏武注意到公羊跑到旁边的灌木丛中吃了一会儿草后，便又恢复了活力，继续不停地追赶母羊。魏武想要一探究竟。第二天，魏武跟在公羊后面，看见公羊在吃一种野草。魏武想：这是何草？竟然有如此功效。他采了几棵带回家让妻子炒成菜，吃了数月之后，果然产生了神奇的效果，魏武竟然觉得自己比之前有活力多了，身体也明显强壮了，妻子也很是欣喜。不久，这种草的作用就在当地村子里传开了，大家也相继开始食用。

后来，著名的医学大家陶弘景路过此地，听当地的牧羊人讲起这件事情，便心存疑惑。他根据牧羊人的描述，找到了这种草，回家研究后发现此草确实有强肾壮阳的效果。由于这种草最早是从羊身上发现的，便给它取名为"淫羊藿"。

淫羊藿味辛、甘，性温，入肝、肾经，具有很好的补肾壮阳作用，也有很好的强健筋骨的作用。唐宋八大家之一的柳宗元，在被贬之后双腿痿软，食用淫羊藿数月后病情便出现好转，双腿觉得有力量了很多。为此，柳宗元还专门写了一首诗来描写痼疾被淫羊藿治愈的经过。

现代研究表明，淫羊藿对人的性功能有很大的影响，可增强性腺功能。淫羊藿还有增强造血功能、抗肿瘤等多种药理作用。

有的人会用淫羊藿来泡水喝，起到保健的作用。淫羊藿还可用来泡酒，

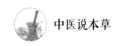

单用或与枸杞子、丹参等同用均可。也可制成膏剂，以方便服用。

第十节　韭菜实乃帝家肴

韭菜，是现代生活中常见的蔬菜之一，几乎人人都吃过韭菜。韭菜中含有丰富的纤维物质，有助于排便通气，还有温阳补肾的作用。别看韭菜好像很普通，它可是东汉光武帝刘秀最喜欢的菜肴之一，名字也是由他所取。

相传西汉末年，王莽称帝，刘秀兵败，在逃亡的过程中只得风餐露宿。在逃到安徽亳州一带时，刘秀开始积蓄自己的势力，准备讨伐王莽。由于那附近大量生产韭菜，因此刘秀在安徽期间也常食用韭菜，只不过当时，韭菜还叫"救菜"。

后来，刘秀称帝，史称东汉。刘秀无为而治，使百姓安居乐业。忽然有一日，他想起了当年在安徽吃的"救菜"，于是命人采摘，并烹制成美味佳肴。光武帝吃后，龙颜大悦，赞不绝口。也许是因为熟悉的味道勾起了当年的回忆，也许是因为御厨的手艺极好，光武帝变得极其喜爱韭菜。后来，他命御医细细研究韭菜，发现韭菜有许多益处。于是，光武帝更加喜欢韭菜，并赐给这位御医千亩田地，让他专门种植韭菜。有大臣看光武帝如此喜欢韭菜，便提出"救菜"之名不合适，请光武帝赐名。光武帝想了想，赐名为"韮菜"。经过历史的变迁，"韮"字被后人简化为"韭"，于是就有了"韭菜"之名。

中医学认为，韭菜具有补肾、温中行气、散瘀、解毒的作用。《本草纲目》曾记载韭"多食则能昏神暗目，酒后尤忌"。因此，韭菜虽好，也不可日日食之。中药韭菜子为韭菜的种子，有温补肝肾、壮阳固精的作用。

经过现代药理学研究，发现韭菜的作用还有许多。例如，韭菜可以润肠通便，因为韭菜中含有大量维生素和粗纤维，可以有效促进胃肠蠕动，以治疗、预防便秘，但不可以多吃，以免造成腹泻；韭菜可以调理脾胃，因为韭菜中含挥发性精油及硫化物等成分，具有独特的辛香气味，有助于增进食欲，增强消化功能，还可散瘀活血、行气理血。

  韭菜是现代生活中人们餐桌上的一道美味佳肴。韭菜的搭配亦是一门学问，比如韭菜与鸡蛋搭配，既可以补充营养，又能起到强健脾胃、养颜美容的作用，对胃病、肾病的治疗都有很大的辅助作用；韭菜与虾搭配，是一道天然的补肾菜，可有效地补肾固精。说到食物的搭配，韭菜不可与牛奶同食，因为韭菜含大量草酸，与牛奶同食会形成不易溶解的草酸钙，阻碍牛奶中钙质的吸收；韭菜也不建议与蜂蜜同食，两者都有润肠通便的作用，同食可能会引起腹泻。

第六章
齿漱石泉消酒渴，手捼草药染衣香

很多人常常认为"中药"即"草药"。其实，这是因为中药来源于自然界的植物、动物、矿物等，其中植物是中药里非常重要的一个分支，所以人们习惯称"中药"为"草药"。在中药学这门学科里，"草药"指的是流传于民间，多为民间医生所习用，且加工炮制尚欠规范的部分药物。许多药草虽然较为常见，但在使用之前也应搞清楚它们的性味及是否有毒性等。这些药草虽然看起来不是十分名贵，但它们的药用价值却是非常大的，比如鱼腥草就被称为"天然抗生素"，夏枯草是甲状腺疾病的克星等。可见，小小药草，却有大用处。

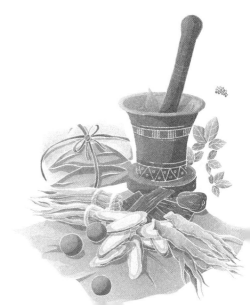

第一节　茎籽功高益母草

提起益母草，大家都很熟悉，尤其是女性朋友，许多妇科疾病的治疗中都会用到它。益母草味苦、辛，性微寒，有活血调经、利水消肿、清热解毒的功效，主要用于妇科疾病。用时一般取 10～30g，可以煎服，可以熬制膏药，也可以入散剂，并且能外敷或者煎汤外洗。

那么益母草的名字是怎么来的呢？据说和程咬金有关。

大唐名将程知节，原名咬金，是一位骁勇善战、英勇果敢的猛将。唐太宗李世民夸他"志怀锐颖，气干强果"。在民间传说和文学故事当中，程咬金经常被塑造成一个性格粗豪、只会三板斧但是运气奇佳的福将形象。

传说程咬金出身悲惨，出生后没多久父亲就因病去世了，由母亲将他抚养长大，家里穷得叮当响，吃了上顿没下顿。程咬金除了打架没有别的本事，只好靠编竹子挣钱养活老母亲。程母在生下程咬金的时候，因为条件不好，留下了产后瘀血导致的疼痛，难以彻底治愈，时不时就会发作。

程咬金长大成人后，母亲的病还没有好，他就去请了医生来给母亲治病。医生望闻问切后知道了病因，给她开了一个药方，上面只有一味药，叫作"茺蔚"，让她长期服用。程咬金拼命干活，攒了一些钱买了两剂药。母亲吃了之后，病情有所好转，但是程咬金没有钱再去买药了。他又没日没夜地干活，攒了一些钱，再去找医生，但是总这样下去也不是办法。思来想去，他认为得自己去采药，但是自己不认识字，也不认识这草药长什么模样。他灵机一动，想出了个点子。他准备趁着医生出去采药的时候悄悄跟在后面观察，记下那草药是什么样子。

这天，医生出发后，程咬金便跟了上去。他看到医生走到田野荒郊，

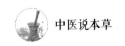

采摘了一种细叶如剪、花絮如米、亭亭玉立的小草，赶忙用心记住。回来后，他注意到医生的确是用这种草煎汤，于是确定了它能治好母亲的病。他问清楚用法后，就开始自己去田野山间采药。长期服用之后，母亲的病总算被治好了。因为这种草有益于母亲健康的恢复，于是把它叫作益母草。

益母草苦泄辛散，擅长活血调经、祛瘀通经，是妇产科的要药。它能治疗血滞经闭、痛经、月经不调等，可单用益母草熬药膏，如著名的益母草膏；也可以配伍当归、丹参、川芎、赤芍等药，如益母丸。它还能治疗产后恶露不尽、瘀滞腹痛，以及难产、胎死腹中，既可以单用益母草煎汤或者熬制成药膏，也可以配伍当归、川芎、乳香等药。

益母丸的药物组成如下：益母草480g，当归240g，川芎120g，木香45g。把这些药物研为细末，炼蜜为丸，大蜜丸每丸重9g，每天服用2次，每次服用1丸，主要用来治疗月经不调。孕妇忌服。

益母草既能利水消肿，又能活血化瘀，适合治疗水瘀互阻之水肿，可以单用，也可以与白茅根、泽兰等同用。它也能用于血热及瘀滞导致的血淋尿血，可以与车前子、石韦、木通等同用。

益母草既能活血散瘀止痛，又能清热解毒消肿，能用于跌打损伤瘀痛，常与川芎等药同用；也可以治疗疮痈肿痛，单用益母草外洗或者外敷，或者配伍黄柏、蒲公英、苦参等煎汤服用。

益母草的适用范围比较广，不过没有瘀滞的患者及阴虚血少的患者不能使用。

药用益母草指的是植物益母草的地上部分，而植物益母草也叫茺蔚。益母草的成熟果实叫作茺蔚子，也是一味中药，有活血调经、清肝明目的作用，适用于月经不调、痛经、闭经、目赤肿痛或者目生翳障。

第二节　清热燥湿龙胆草

传说很久以前有个穷苦孩子叫作曾童，从小父母双亡，被一条通人性的大蛇收养。大蛇非常聪明，能变成人形，能说人话，不仅抚养曾童，还教曾童读书写字，于是曾童喊她作蛇娘。

在曾童十八岁那年，蛇娘给他找了一个当大官的出路。原来太子得了重病，她的胆汁能够治好这病，于是她变成大蛇，张开嘴巴，让曾童钻到肚子里用针刺蛇胆，刺一下，能取一滴蛇胆汁，然后就可以带去皇宫治病了。

曾童照做，果然治好了太子的病，当上了大官。几年后，公主也生了重病，和太子的病一样，无人能救。皇帝找到曾童，说他能治好的话，就招他做驸马。

曾童乐滋滋地回家找蛇娘，再要胆汁，蛇娘立刻答应了，但是嘱咐他一次只能取一滴，取多了会要她的命。于是她又变成了大蛇模样，曾童钻进去取完一滴后，心想蛇胆汁这么有效，不如多取一点，日后能派上用场，于是多刺了几下。大蛇痛得满地打滚，晕了过去，嘴巴也闭上了，曾童就这样被活活闷死了。

蛇娘醒来后，把胆汁都吐了出来，正好吐在了一株小草上，变成了蛇胆草。她怨恨曾童贪心，但是知道公主是个好人，不愿意她早死，于是带着蛇胆草去了皇宫。她说她是曾童的娘，假称曾童不幸落水而死，所以代替儿子来送药。公主服用之后，疗效立竿见影。皇帝问她这是什么药，她如实回答是蛇胆草。皇帝觉得蛇胆草不好听，便干脆改名为龙胆草。

其实植物龙胆是一种高山植物，喜欢潮湿凉爽的气候，野生的龙胆一般都长在山区山坡，阳光直射的地方和土地贫瘠的地方不适合龙胆草的生

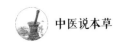

长。正因为如此，药用龙胆草性寒，味苦，有清热燥湿、泻肝胆火的作用，可以治疗湿热黄疸、肝火头痛、惊风抽搐等病证，用时一般取 3～6g，煎服。

龙胆草尤其擅长清下焦湿热。它可以治疗湿热黄疸，配伍苦参或栀子、大黄、白茅根等；也可以治疗湿热下注导致的阴肿阴痒、湿疹瘙痒、带下黄臭，常配伍泽泻、木通、车前子等药，如龙胆泻肝汤。

龙胆泻肝汤处方如下：龙胆草（酒炒）6g，黄芩（酒炒）9g，栀子（酒炒）9g，泽泻12g，木通9g，车前子9g，当归（酒炒）8g，生地黄（酒炒）20g，柴胡10g，生甘草6g。用水煎服，也可以制作成丸剂。每日服用2次，每次服用 6～9g。这个方子有清泻肝胆实火、清利肝经湿热的功效。此方里的药多苦寒，容易伤到脾胃，所以脾胃虚寒和阴虚阳亢的患者都不适宜服用。

龙胆草苦寒沉降，擅长泻肝胆实火，多配伍柴胡、黄芩、栀子等药。它用来治疗肝经热盛、热极生风所致的高热、惊风、抽搐时，常配伍牛黄、青黛、黄连等药，也可配伍黄柏、大黄、芦荟等药。

第三节　窄袖春衫甘草黄

中药方大多由多味药物构成。为了起到更好的治疗作用，经常需要一味药来调和方中诸药的药性，其中最常用的就是甘草。甘草也是大众颇为熟悉的中药，在各种药方中的"出镜率"极高，有"药中国老"的美名。据说这个称呼与山中宰相陶弘景有关。

陶弘景生活在南朝，活到八十岁高寿，一生横跨南朝宋、齐、梁三个朝代。著名诗句"南朝四百八十寺，多少楼台烟雨中"形容的就是梁武帝时期的景象。梁武帝对陶弘景颇为欣赏，但陶弘景无意于仕途，做了一段时间官后便到茅山隐居，研究老庄哲学和医药学。梁武帝多次请他出任宰相，都被他婉拒。而朝廷每遇大事无法决断时，还是习惯性地前往深山拜访陶弘景。

传说有一天，梁武帝的使臣又来到茅山，请陶弘景火速入宫面圣，说梁武帝得了重病，生命垂危。陶弘景感激于梁武帝的知遇之恩，连忙跟着使臣回宫。原来梁武帝连日来茶饭不思，上吐下泻，太医会诊后还是无效。梁武帝知道陶弘景不仅在道家学说方面造诣颇深，对岐黄本草更是非常有研究。

陶弘景进宫后，发现梁武帝是因气虚脏腑运化无力导致了心腹胀满、肠鸣泄泻，便给他开了一张处方：国老，人参，茯苓，白术，以上药物等份研为细末，每次服用2钱（现代用法为6g），水煎服。

太医们第一次看到"国老"这个名字，十分好奇，纷纷询问这是什么药。

陶弘景笑道："就是甘草。因为甘草能调和药性，如同国老调和文武百官，使其互不相争，所以称作国老。"

太医们听后都很认同他的说法。梁武帝服用陶弘景开的药后身体日渐康复，甘草"国老"的称呼也流传了下来。

甘草味甘，性平，有补中益气、清热解毒、祛痰止咳、缓急止痛、调和诸药的功效。甘草有不同的炮制方法，随之也有不同的疗效侧重。生用甘草，多用于泻火解毒、缓急止痛；蜜炙甘草多用于补中益气。用时一般取2～10g，煎服。

甘草常常用来调和药性。一来它有解毒的作用，能够降低方中某些药物的毒性，如附子等；二来它能缓解某些药物的峻猛功效，如大黄等。另外甘草甘味浓郁，还可以调节方中药物的滋味，方便患者服用。

其实甘草除了作为辅助用药，也有自己独特的药效。它能补脾胃不足而益中气，治疗脾气虚弱，常与党参、白术、茯苓等补气健脾药同用；也

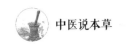

可以治疗心血不足、心阳不振，常与阿胶、生地黄、麦冬、人参、桂枝等补血养阴、温通心阳的药物同用，如炙甘草汤。

炙甘草汤，也叫复脉汤，它的组成如下：甘草（炙）12g，生姜（切）9g，桂枝（去皮）9g，人参6g，生地黄50g，阿胶6g，麦冬（去心）10g，火麻仁10g，大枣（擘）10枚。现代常用水煎服，阿胶烊化，再冲服。有益气滋阴、通阳复脉的作用。

甘草生用能够泻火解毒，常用于疮痈肿痛，多配伍金银花、连翘等清热解毒药；还能用于咽喉肿痛，多配伍桔梗、牛蒡子等药，加强清热利咽的作用。

甘草甘缓润肺，有祛痰止咳的作用，用来治疗咳嗽、喘息等症，常作为辅助用药配伍化痰止咳药。它性质平和，无论是肺寒咳喘还是肺热咳喘，都可以配伍使用。此外，它还能配伍芍药治疗腹中挛急疼痛。

虽然甘草性平，药用极为广泛，但是甘草有助湿壅气之弊，水肿的患者不能服用。

第四节 历雪经霜夏枯草

夏枯草是唇形科草本植物。野生的夏枯草生长在向阳的荒地旁和山坡草丛中，每年的5～6月花穗从颈部长出，到了盛夏时节花穗枯萎变成棕红色或者棕黑色，因此被称作夏枯草。中药夏枯草指的是植物夏枯草的干燥果穗，最早记录于《神农本草经》。

相传从前有位书生叫茂松，为人厚道，打小勤学好问，自幼外出求学，寒窗苦读数十年，但是屡试不第，因此抑郁成疾，后来颈部长出许多瘰疬，类似于西医学所说的淋巴结核。这些瘰疬为蚕豆样大小，形状似链珠，有的地方溃破流脓，久医无效，病情越来越重。

到了夏天，茂松的父亲得知茂松重病，连忙去看望孩子。他途中路过一座大山，见山脚下绿草茵茵，如同仙境，太过疲惫的他直接躺在地上睡着了。睡梦中，他见到了尝百草的神农氏。神农氏摘下一株草递给他，说这株草夏天枯黄，名为夏枯草，取草上端球一般模样的部位煎汤服用，有清热散结的功效，能够治疗孩子的病。他醒来后，发现附近就有很多夏枯草，连忙取了一大把放在怀里，见到茂松后马上给他服用，不久后茂松就痊愈了。此后，夏枯草的功效被迅速传开。

夏枯草味辛、苦，性寒，用时一般取 9～15g，煎服。就像故事中所说，夏枯草确实可以治疗瘰疬。因为瘰疬痰核多是因为肝气郁结，久而化火，最后痰火结郁而成，而夏枯草有清肝火、散郁结的功效，常配伍玄参、贝母、连翘、牡蛎等药治疗。

夏枯草是治疗肝火上炎导致的目赤、头痛、头晕的要药，常配伍菊花、石决明等药。如果用来治疗目珠疼痛，至夜尤剧，则配伍当归、白芍等药。

夏枯草经常用来制作夏枯草膏。方法比较简单：取夏枯草加水煮 3 次，每次煮 3 个小时，合并煎液，过滤，浓缩滤液得到清膏。每 100g 清膏加炼蜜 200g 或者蔗糖 200g，加热溶化，混匀，浓缩即得。夏枯草膏可以用于治疗火热内蕴所致的头痛、眩晕、瘰疬等，现代常用于甲状腺肿大、淋巴结肿大、乳腺增生的治疗。用时口服，每日 2 次，每次 9g。

需要注意的是，夏枯草性寒，因此脾胃寒弱者慎用。

第五节　良山西岭鱼腥草

越王勾践卧薪尝胆的故事众所周知。当年吴王夫差打败了越王勾践，越王勾践和他的王妃都成了吴王的奴仆。之后三年，勾践卧薪尝胆，上山采蕺为食。经过多年的奋斗，越国由弱变强，打败了吴国。故事里面提到

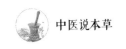

的"蕺"就是中药鱼腥草的来源。生吃鱼腥草的刺激性比较强，和鱼胆的味道差不多。

相传在宋代，有一年大雨滂沱，河水猛涨，多处决堤。洪水冲毁房屋，淹没良田，沿河人民流离失所，无家可归。雨停后又发生了瘟疫，很多百姓和牲畜都因此患了病，腹泻不止，极为痛苦。

后来在白马滩侗寨里，有个姓张的年轻人采了鱼腥草回来，对寨里的人说："这种草估计能治大家的病，你们看我，就是吃这种草治好的。"寨民们别无他法，便"死马当作活马医"，跟着他采挖鱼腥草吃，没想到居然真的把病治好了。

人们问这个年轻人是怎么知道鱼腥草的药效的，年轻人说："我经常用鱼腥草喂猪。这段时间，左邻右舍的猪都病了，就我家的猪没病，于是我也试着吃了吃，果然有效！"此后，其他地方的人也学着用鱼腥草治病。

鱼腥草入药，首次记录于陶弘景的《名医别录》。

我们中药里的鱼腥草指的是植物蕺菜的新鲜全草或干燥地上部分。前面提到，鱼腥草的新鲜叶子中含有一股浓烈的鱼腥气，闻起来都会觉得难受，所以被叫作鱼腥草。不过鱼腥草阴干之后，鱼腥气就会消失，还会带有一点点香气；加水煎汤的时候，又会释放出一种类似肉桂的香气；煎煮出来的汤药，仔细品尝，会咂摸出红茶的香味。

鱼腥草味辛，性微寒，有清热解毒、消痈肿的作用。用时一般取15～25g煎服，也可适量外用。因为鱼腥草含有挥发油，所以煎煮的时间不能太长，以免有效成分挥发了。

鱼腥草解热解毒的作用很强，常配伍桔梗、鲜芦根、瓜蒌皮、生薏苡仁、桃仁等药治疗肺痈胸痛、吐脓血等，比如银苇合剂，其组成如下：金银花、连翘各15～30g，桔梗9g，苦杏仁6～12g，大血藤30g，鱼腥草30～60g，冬瓜仁、桃仁各9g，鲜芦根70cm（去节）。用水煎服，有清热解毒、活血排脓的作用，用来治疗急性支气管炎及较轻的大叶性肺炎。鱼腥草有时也配伍百部、麦冬、蜂蜜等药治疗百日咳。

鱼腥草能清热解毒而消痈肿，用于各种实热性的外痈，可以单用鱼腥草煎汤内服，也可以用新鲜鱼腥草捣烂外敷。

需要注意的是，鱼腥草性寒，虚寒证及阴证疮疡者忌服。

第六节　取液滴耳虎耳草

隋炀帝下令修建的京杭大运河贯穿南北，流经嘉兴。相传在这附近生活着一户人家，家中有姐妹二人。两位姑娘勤劳肯干，心地善良，经常帮助村子里的孤寡老人干活。

这年冬天，寒风凛冽。妹妹的手受冻长了冻疮，红肿溃烂，难以再干活，于是姐姐主动把家务活都承包了，妹妹只需要搭把手帮帮忙。有一天，姐妹俩一起去河边洗衣服。大运河旁阴冷潮湿，人烟稀少。沿岸的岩石中间倒是长着许多的草，外表看起来有点像老虎的耳朵，也因此被人们叫作虎耳草。

姐姐负责把衣服泡到河水里洗，妹妹负责递衣服、拧干衣服。两人正忙碌着，一道黑影突然扑了过来，原来是个采花贼，企图趁着四周无人强抢民女。妹妹猝不及防，摔倒在地，双手摁在虎耳草上，压挤的草汁染到了她的手上。姐妹两人连忙喊救命。村民们听到她们的呼救，连忙赶过来驱赶采花贼，使得这采花贼不得不跳进冰冷的河水中逃跑。姐妹俩后怕不已。

过了几天，妹妹手上的冻疮居然好了很多。姐姐说："咱们也没用什么药，可能是虎耳草的作用。我们再用用看吧。"她们继续用虎耳草的草汁涂抹伤口，果真慢慢变好了。后来，村民们治疗冻疮时都会用这种虎耳草。

虎耳草是虎耳草科植物，取新鲜的全草入药，随用随采，味苦、辛，

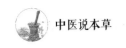

性寒，有小毒，具有清热、凉血、解毒等功效。

虎耳草能够清热解毒，用来治疗肺痈、咳吐脓痰时，可以用新鲜的虎耳草 12g，配伍新鲜的忍冬叶 30g，水煎，分 2 次服用，每天服 1 剂。虎耳草名字里有个"耳"子，正好能用治中耳炎导致的耳中流脓，此时将新鲜虎耳草洗净打汁，加冰片少许，将虎耳草液装入瓶中备用。使用的时候，先用 3% 的双氧水冲洗外耳道，将脓液分泌物清除干净，然后取虎耳草液滴耳，每日使用 3 次，每次 1～2 滴。

虎耳草又有清热凉血的功效，用于风疹瘙痒、皮肤湿疹时，可以配伍苍耳草等药，既可以煎汤内服，又可以煎汤外洗。

第七节　楼外江山展翠屏

二十世纪初，有位西医名家叫缪永琪，听到有人说中医可以治疗膀胱结石（属中医学石淋范畴），他断然否定，直说不可能。

有一年七月，缪永琪途经广东拜访好友陈紫泉时，发现陈紫泉卧床呻吟，便问是怎么回事。陈紫泉说："得了石淋，小便不利，好不痛苦。"

缪永琪用导尿管给陈紫泉排尿，又诊断陈紫泉体内有两颗结石，于是说："想要根治的话，得手术把结石取出来。"

陈紫泉回答说："我宁愿不治也不要做手术。"

缪永琪非常无奈。两个月后再去探望陈紫泉时，却发现陈紫泉面有喜色，一点病容都没有。

陈紫泉摸出一个罐子给他看，说："猜猜看，里面是什么？"

缪永琪观察了一阵，说："都是细沙，有什么奇怪之处？"

陈紫泉笑道："这是结石被中药打碎后的样子，而且只用了一味药！只不过用量比较大。"

缪永琪急忙问道:"这是什么药?"

陈紫泉答曰:"金钱草!"

缪永琪十分好奇,带了许多金钱草回家。后来有好几个石淋患者找他看病,他都用大捆金钱草煎汤给患者服用,结石都被化成了细沙流出。此后,缪永琪折服于金钱草的药效,进而对中医学笃信不疑。

金钱草,也被称作"翠屏草""过路黄",是植物过路黄的干燥全草。产于四川等地,夏、秋两季采收,除去杂质,晒干,切段生用。一般取金钱草15～60g,使用新鲜金钱草时剂量应加倍,煎服或者捣汁饮服,也可捣烂外敷。

金钱草味甘、咸,性微寒,有利湿退黄的作用,在临床上经常用来治疗结石。它利尿通淋,擅长排石,尤其擅长治疗石淋,可以单用大剂量的金钱草煎汤当作茶来喝,或者与海金沙、鸡内金、滑石等同用,比如柴金汤,其组成如下:柴胡12g,白芍9g,枳实6g,大黄6g,黄芩9g,半夏9g,生姜15g,大枣(擘)4枚,金钱草24g,滑石12g,鸡内金12g。水煎服,有疏肝泄热、行气利胆的作用,可用于治疗慢性胆囊炎。

金钱草也能治疗热淋,常与车前子、萹蓄等同用。金钱草还能清肝胆湿热,常用来消肝胆结石,与茵陈、大黄、郁金等同用。金钱草既能清肝胆之火,又能除下焦湿热,有清热利湿退黄的功效,常用来治疗湿热黄疸,配伍茵陈、栀子、虎杖等药。

此外,金钱草有解毒消肿的功效,能用来治疗恶疮肿毒、毒蛇咬伤,可单用金钱草鲜品捣汁内服或者捣烂外敷,也可与蒲公英、野菊花等同用。

还有一种药叫作连钱草,是植物活血丹的全草,它的功效、主治及用法用量等与金钱草基本相同。

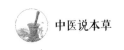

第八节 一味车前水泻停

中药车前草是植物车前的干燥全草,植物车前生长在山野、路旁、花圃、河边等。车前草味甘,性寒,有清热利尿、祛痰、凉血、解毒的作用,用于治疗水肿尿少、热淋涩痛、暑湿泄泻、痰热咳嗽、吐血衄血、痈肿疮毒。用时一般取 9 ~ 30g,煎服。

车前草可以用来制作车前草冲剂:取车前草 1kg,白糖适量。将车前草加水煎煮两次,煎液合并过滤浓缩,加两倍量的乙醇沉淀、过滤,回收乙醇,再浓缩成稠膏,冷却后加入备好的白糖粉中混匀,最后加工制作成颗粒剂。它有清热利湿的功效,用于治疗急性黄疸性、无黄疸性肝炎。

车前草也能用于肝热目赤、咽喉肿痛、疟腮、丹毒、痈肿疮毒等,内服、外用均可,但是以外用为主。如果治疗丹毒,可以配伍益母草、龙胆草捣烂外敷;如果伴有大便秘结,可以配伍蜂蜜或者大黄煎服。此外,车前草还能治疗痰热咳嗽、高血压、有小便短赤不利表现的肾炎及痛风性关节炎等。

车前草的背后有一则动人的传说。相传东汉初期有一员大将叫作马武,是汉光武帝麾下的"云台二十八将"之一。有一段时间,边陲不断被敌国骚扰,朝廷便派马武前去征讨。两军对阵期间,马武发现许多士兵水土不服生了病,小腹胀痛、尿中带血、浑身乏力,痛苦不堪,而且士兵的病还传给了战马,不少人马相继死亡。马武十分心疼,焦头烂额。

这天,一名士兵前来禀报:"将军,战马的病自己好了!"马武大喜,连忙问他是什么缘故。

原来有一位马夫看着好多战马都病了,非常心疼,便松开缰绳,让战马自由觅食。几天之后,这几匹战马的精神有所转好,尿中也没有血了。

他猜测战马是吃了什么东西，于是四处观察，发现战车前面的一大片草地都快被吃光了。他估摸着是这种长得像牛耳朵的草能治病，于是试着尝了尝，果然自己的血尿也好转了，于是赶紧告诉了其他人。马武下令战士和战马都服用这种牛耳草，几天后，众人马的疾病几乎全部痊愈了，军队士气大振，赶走了敌人。后来，马武想起了那救命的草，问马夫是在哪里发现的，马夫便指了指战车前面的草地。

马武哈哈大笑道："好一个车前草！"从此以后，车前草的名字和能治尿血的故事就流传了下来。

车前或平车前的干燥成熟种子叫作车前子，也是一味中药。车前子味甘，性寒，功效与车前草相似。用时一般取 9～15g，包煎。

车前子甘寒，性主降，通利小便、渗湿泄热的作用比较强，多用于湿热下注、小便淋漓涩痛，常与木通、滑石等药配伍。也能用于肾虚水肿、小便不利，常与熟地黄、肉桂、附子、牛膝等药配伍。

车前子能渗湿止泻，治疗湿热泄泻，症状比较轻的时候可以单用车前子，症状比较重的时候可以配伍茯苓、猪苓、泽泻、薏苡仁等药。

车前子能清肝经之热而明头目，无论虚实，都可以使用。如果用来治疗肝火上炎导致的目赤肿痛，便可配伍菊花、决明子、青葙子等；如果用来治疗肝肾不足所致的目暗昏花、迎风流泪，便与熟地黄、菟丝子等同用。

车前子还能祛痰止咳，用于肺热咳嗽，配伍苦杏仁、桔梗、紫苏子等化痰止咳药。

第九节　剑舞有神通草圣

通草是通脱木的干燥茎髓，味甘、淡，性寒，有清热利尿、通乳的功效。通草质轻，不适合大剂量使用，孕妇慎用。一般取 3～5g，煎服。

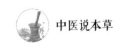

通脱木主要产于广西、四川等地，是制造宣纸的原料。将通脱木的茎的中心组织取出，可以制作水彩画纸。清末开始流行在通草纸上面作画，叫作"通草纸水彩画"，简称"通草画"，题材以描绘社会生活场景及体现各色人物为主，诸如兵勇像、杂耍图、纺织图、演奏图等。这些通草画采用西方绘画原理，描绘中国本土风情，深受当时西方人的喜爱。不过后来随着照相技术的普及，通草画渐渐走向了衰落。由于通草纸容易破裂，难以保存，目前国内传世的通草画非常少。近年来，通草画越来越受到人们的重视，因其对历史研究有一定的意义。

通草淡渗利水，性寒清热，可以用于湿热内蕴、小便短赤或者淋漓涩痛。不过通草气寒味淡，作用缓弱，需要配伍滑石、石韦等药。它也能治疗湿温病证，可以配伍薏苡仁、豆蔻、竹叶等药。

通草能够通乳，是治疗乳汁不通、乳汁稀少的常用药，可以与猪蹄、川芎、甘草等一起煎汤服用，比如通草散，其组成如下：通草3.5g，瞿麦、柴胡、天花粉各5g，桔梗10g，木通、青皮、白芷、赤芍、连翘、甘草各2.5g。可用来治疗乳汁不通。

有一味药叫作木通，名字和功效与通草都比较相似。但通草是五加科植物通脱木的干燥茎髓，木通是木通科植物木通的干燥藤茎，二者源自不同品种的植物。木通也能通乳，也有利尿通淋的作用，另外还能清心火，除了用于乳汁不下，还用于热淋涩痛和水肿，可以治疗口舌生疮和心烦尿赤。

第十节　诗情画意仙鹤草

仙鹤草是蔷薇科植物龙芽草的干燥地上部分，味苦、涩，性平，有止血、止痢、解毒、补虚的作用，用于多种出血证、脱力劳伤等。取新鲜仙鹤草洗净，切段，干燥用，一般取 6～12g，煎服，也有大剂量应用 30～60g 的医案报道。

仙鹤草能止血，作用广泛，可用于身体各部分的出血病证，无论寒热虚实，都能应用，可以单用，也可以配伍其他止血药使用，如与墨旱莲相须为用。当用来治疗血热妄行时，建议配伍鲜地黄、赤芍、牡丹皮、侧柏叶、藕节等凉血止血药；当用来治疗虚寒性出血时，可以配伍党参、黄芪、熟地黄、白芍、艾叶等益气补气、温阳止血药。仙鹤草又有补虚强壮的作用，可以用来治疗脱力劳伤，因此民间也称之为"脱力草"，常与大枣一起煎服。

仙鹤草与生地黄等药物可组成奉贤丸，其处方如下：仙鹤草、荷叶炭、棕榈炭、阿胶、生地炭各 60g，川贝母、化橘红、茅根炭、当归炭、三七、白及、莲房炭、侧柏炭、槐花炭、茜草炭、陈蜜、蒲黄炭、栀子炭、甘草炭各 30g。以上药物干燥后混合碾细，按照药粉重量的 1.5 倍左右的量加入炼蜜，和成大丸，每丸重 12g，蜡壳封固。每日 2 次，每次服用半丸或者一丸，有消瘀止血、清热化痰的作用。

传说仙鹤草名字的由来与仙鹤有关。从前，有两个秀才一起进京赶考。炎炎夏日，他们马不停蹄地赶路，都累得气短体虚。有一天，他们走进一片荒地，四处都找不到东西吃，也没有水喝。其中一个秀才累得上火，鼻子流血不止。另外一个秀才用布条帮他塞住鼻子，但是没能把血止住。两个人又累又渴又害怕。突然，他们看到一只仙鹤从头顶飞过，嘴里叼着两株草，飞过他们时松开了嘴，草掉了下来。他们看到这草很新鲜，还沾着露水，来不及思考，便一人捡了一根放在嘴里嚼来止渴。没一会儿，秀才的鼻血居然止住了，二人高兴不已。两个秀才感觉精神大振，再次启程赶路。后来，两个秀才都如期赶到京城并且高中，后来被分派到两个地方各自为官。几年后，两人重逢，都想起了当年那只仙鹤送的草，但是因为不知道那是什么草，于是凭印象把它画了下来，四处寻找，找到后，二人将

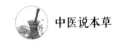

它称为"仙鹤草"。

第十一节　重楼七叶一枝花

相传在很久以前，浙江天目山有一位青年叫作沈见山，父母早逝，孤身一人，兄弟姐妹皆无，平常以上山砍柴为生。有一天，他去砍柴时不小心被毒蛇咬了一口。毒蛇的毒性非常猛烈，沈见山很快便昏倒在地，不省人事。如果不加治疗的话，恐怕大好青年就要命丧于此。好在吉人自有天相，天上的七仙女正好要去天目山，途中看到了昏倒的沈见山。七位仙女动了恻隐之心，她们飞下来，把沈见山围成一圈，各自掏出随身携带的手帕盖在伤口周围，吸出毒蛇的毒素。王母娘娘路过此地，得知前因后果后，也拔出头上的碧玉簪，放在七块手帕中间帮助一起吸毒素。在众仙女的帮助下，蛇毒很快消散了，沈见山也慢慢苏醒了。七仙女和王母娘娘见状便收了手帕和玉簪离开了。这些神仙法宝所携带的仙气留在了地上，化成了七片翠叶托着一朵金花的小草。沈见山发现自己的伤口痊愈了，知道是这草治好了自己的病，便依据草的形状为它取名为"七叶一枝花"。

七叶一枝花这个名字颇有些武侠意味。它是百合科植物，根呈节状扁圆柱形，略弯曲，密生层状突起的粗环纹既像睡眠中的跳蚤，又似叠叠楼层，《神农本草经》等药书就称呼它为"蚤休""重楼"。我们中药学中的重楼指的是它的干燥根茎。

重楼味苦，性微寒，有清热解毒、消肿解痉的作用，采收后除去须根，洗净，晒干，切碎用。和故事中所说的一样，重楼可以用来治疗蛇虫咬伤，常配伍鬼针草等使用；重楼清热解毒作用比较强，经常与金银花、连翘等药物配伍使用，治疗热毒疮疡；重楼还能用于癌肿，常与石见穿、半枝莲、夏枯草等药配伍使用。此外，重楼还能用于小儿高热、惊风抽搐。

重楼与肉桂等药组成薯草散,处方如下:薯草 300g,七叶一枝花(重楼)180g,高良姜 180g,枯矾 210g,青木香 180g,肉桂 120g。制作成散剂,每日早餐后 1 小时和晚上睡前各服 1 次,每次服用 3g。本方有暖胃健脾、化腐解毒、止痛消胀、制酸止血、促溃疡愈合的作用,主治溃疡病。

第十二节　桂枝香里立多时

桂枝是一味常用的中药,医圣张仲景在《伤寒杂病论》中用到桂枝的药方就有 76 首之多!

近代名医张锡纯有一则医案:有一位六十多岁的老妇人,春天得了风寒感冒,张锡纯给她开了发散风寒药,里面就有桂枝,老妇人服用之后就痊愈了。她的家人认为这个方子非常管用,于是把方子贴在了墙上。到了盛夏时节,老妇人又感冒了,于是家人让她又服用这个方子,哪知这次服过药后病情却加重,甚至导致了吐血。家人连忙去找张锡纯,张锡纯说:"桂枝是发散风寒药,你们用它治疗风热感冒,肯定要误事呀!"

桂枝是植物肉桂的干燥嫩枝,主要产自广东、广西及云南地区。春、夏二季采收,除去叶,晒干,或者切片晒干,生用。用时一般取 3～10g,煎服。桂枝味辛、甘,性温,有发汗解肌、温通经脉、助阳化气的功效。

桂枝能够助卫实表、发汗解肌、外散风寒。对于外感风寒证,无论是表实无汗、表虚有汗还是阳虚受寒,都可以使用。如果治疗外感风寒表实无汗,常与麻黄配伍,用来开宣肺气、发散风寒;如果治疗外感风寒、表虚有汗,常与白芍配伍,用来调和营卫、发汗解肌,如组成桂枝汤等;如果治疗阳虚,则配伍麻黄、附子、细辛等,用来发散风寒、温助阳气。其中桂枝汤的药物组成如下:桂枝 9g,芍药 9g,炙甘草 6g,生姜 9g,大枣 4 枚。此方有解肌发表、调和营卫的作用,用来治疗外感风寒表虚证。

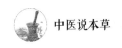

桂枝有温通经脉、散寒止痛的功效，常配伍枳实、薤白等治疗胸阳不振、心脉瘀阻之胸痹心痛；配伍白芍可治疗中焦虚寒、脘腹冷痛；配伍当归、吴茱萸等治疗妇女寒凝血滞之月经不调、经闭、痛经、产后腹痛；配伍附子等治疗风寒湿痹、肩臂疼痛。

桂枝味甘，性温，能助阳化气，是治疗痰饮证、蓄水证的常用药。它可以治疗脾阳不运、水湿内停导致的眩晕、心悸，常配伍茯苓、白术等；也可以治疗膀胱气化不行导致的水肿、小便不利，常配伍茯苓、猪苓、泽泻等。此外，桂枝还能温心阳，可以治疗奔豚、心悸。

桂枝辛温助热，容易伤津动血，但凡属外感热病、阴虚火旺、血热妄行等者，均当忌用。孕妇及月经过多者慎用。

第十三节　解表第一属麻黄

麻黄发汗解表的药效被历代医学家所赞赏，有记载称麻黄治伤寒，"为解肌第一"，也被称为"发散第一药"。

我们中药中的麻黄指的是植物草麻黄、中麻黄或木贼麻黄的干燥草质茎，主要产自河北、山西、内蒙古、甘肃等地。秋季采割绿色的草质茎，除去木质茎、残根及杂质等，晒干，切段，生用、蜜炙或者捣绒用。

麻黄味辛、微苦，性温，有发汗解表、宣肺平喘、利水消肿的作用。使用时，一般取 2～10g，发汗解表时适合生用，止咳平喘时适合炙用。

麻黄发汗力强，是发汗解表的要药。适合用于风寒外郁、腠理闭密无汗的外感风寒表实证，常与桂枝相须为用，以增强发汗散寒解表的作用。因为麻黄还有平喘的功效，所以对风寒表实而有喘逆咳嗽者尤为适宜，比如麻黄汤。麻黄汤是治疗外感风寒表实证的基础方，其组成如下：麻黄（去节）9g，桂枝（去皮）6g，苦杏仁（去皮尖）6g，炙甘草3g。服后需要添加衣物被褥，使自己轻微出汗。

麻黄也是治疗肺气壅遏所致喘咳的要药，常配伍苦杏仁等止咳平喘药。当用来治疗风寒外束、肺气壅遏的喘咳实证时，常配伍苦杏仁、甘草等；治疗寒痰停饮所致的咳嗽气喘、痰多清稀时，常配伍细辛、干姜、半夏等药，如小青龙汤；当用来治疗肺热壅盛之高热喘急时，常与石膏、苦杏仁、甘草同用，用以清肺平喘。其中小青龙汤的组成如下：麻黄9g，芍药9g，细辛6g，干姜6g，炙甘草6g，桂枝9g，半夏9g，五味子9g，有解表散寒、温肺化饮的作用，主要用来治疗外寒内饮证。

麻黄可上宣肺气、发汗解表，用于治疗风邪袭表、肺失宣降的水肿、小便不利兼有表证者时，常与甘草同用。如果再配伍生姜、白术等发汗解表利水退肿药，效果更佳。

此外，麻黄有散寒通滞的作用，可以用于风寒痹证的治疗。

需要注意的是，麻黄发汗宣肺的药力强，凡表虚自汗、阴虚盗汗及肺肾虚喘者均当慎用。

现代研究表明，麻黄的成分中包含麻黄碱，是多种药品的制造原料。麻黄碱是拟肾上腺素药，具有类似兴奋交感神经的作用，可松弛支气管平滑肌，收缩血管，有显著的中枢神经兴奋作用，临床上主要用于支气管哮喘的预防及轻症的治疗，在窦性心动过缓、过敏性鼻炎、睡眠呼吸暂停综合征等的治疗中也有应用。麻黄的茎枝含麻黄碱，能发汗；而它的根不含麻黄碱，能止汗。因麻黄碱常被不法分子用来制造毒品，因此国家对麻黄的种植及监管非常严格。

第十四节　千年青蒿担重任

说起"青蒿"，大家应该都不会对它感到陌生，在我国各地均有分布。

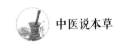
中医说本草

我记得小时候,每到三四月份开春时,母亲都会带我到家边的后山坡上去挖青蒿,然后把青蒿洗干净,晒干后绞成汁喝,青蒿也成了童年的美好回忆。小的时候以为青蒿只是野草,却不知道青蒿其实是一味中药材。

相传我国最早发现青蒿具有药用价值的人是华佗。一年冬天,华佗在一个偏远的村庄行医,一个消瘦、面色发黄的人来找华佗诊病。华佗把了脉后,摇了摇头,无奈地对患者说:"全身发黄之症,我尚没有更好的医治方法,您还是尽快另寻高明吧。"说完便将患者送了回去。

半年后,华佗又来到了这个小村庄,想专门去看看当年那位患者是否还在世,没想到在山间的小路上刚好遇到砍完柴回家的他。华佗惊喜地发现这个人的病情不但没有恶化,身体反而变得更强壮了,满面红润。华佗感到十分不解,便问他:"您的病是哪位大夫看好的呀,他可真是一位神医呀!"那人思索了一会儿,却说:"我后来没有再请大夫看过病,这病啊,是它自己好的。"华佗不太相信,便说:"那你这半年来有没有吃什么药?"那人想了想,回答道:"我没有去买过药材,因为家里太穷了。之前闹饥荒,我跟母亲只得在山后挖一些野草煮来吃。"华佗听后非常惊喜,便追问道:"是何种草?快带我去瞧瞧。"那人顺手从身后摘了一片野草的叶子,对华佗说:"就是这种草,满山都是。"华佗一看便说:"这不是青蒿吗?竟有如此神奇的效果!"于是,华佗采摘了一些青蒿给其他患有黄疸的患者服用,没想到他们没过多久就都痊愈了。

后来,华佗对青蒿十分感兴趣,便对青蒿的叶、茎、根分别进行了研究,发现青蒿只有茎叶可以入药,但需注意采摘时间。

根据古籍记载,青蒿味苦、辛,性寒,入肝、胆经。青蒿可用于治疗湿热类疾病,比如湿热引起的黄疸,多配伍茵陈、栀子等。青蒿还常用于阴虚潮热、骨蒸盗汗的治疗,与鳖甲、地骨皮等同用效果会更佳。夏季也可用青蒿治疗暑热感冒,常配伍金银花、连翘等药物。因为青蒿性寒,所以脾胃虚弱的患者及产后血虚的妇女应在医生的指导下食用,不可私自服药。

另外，青蒿作为治疗疟疾寒热的要药，能缓解疟疾发作时出现的壮热寒战，与黄芩、滑石、半夏等配伍可组成蒿芩清胆汤等经典方剂。与青蒿息息相关的应该就是"青蒿素"了。提起青蒿素，就会想到屠呦呦——中国首位获得诺贝尔奖的医学家。屠呦呦研究发现的青蒿素为世界做出了巨大的贡献。青蒿素是从青蒿中提取出来的成分，在疟疾、系统性红斑狼疮等的治疗上均有很好的效果。早在《本草纲目》中，李时珍就提到了青蒿捣汁后制成酒可治疗虚劳久疟，在后世的医学著作中，也多次提到使用青蒿治疗疟疾。

第七章
荷叶杯中倾绿酒,皮药入肚护胃肠

每到吃橘子的季节,很多人都有晒橘皮的习惯,并将晒好的橘皮收集起来,有的用它做香枕,有的用它来泡茶,可见橘皮是大有作用的。夏天,人们会把吃剩的西瓜皮进行清炒或者用来炖汤。不仅是橘皮、西瓜皮,除了我们常见的水果蔬菜的皮以外,很多植物的皮都大有用处,比如被称为"植物黄金"的杜仲,厚朴也是以皮入药的代表药物之一。由此可见,以皮入药是常见的中药应用特点之一。

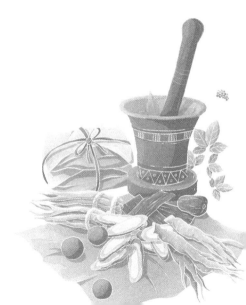

第一节 强筋健骨五加皮

相传在很久以前，浙江有一个青年叫郄中和，有着一手祖传的酿酒手艺。一天，东海龙王的五公主到人间来游玩，被郄中和的淳朴勤劳所打动，后来与他结为夫妻。五公主见当地老百姓多患有风湿病，心生怜悯，于是建议郄中和酿造一种能保健又能治病的酒，但是郄中和显得有些力不从心，自己酿酒的手艺难以达到这种境界。于是五公主拿出龙宫秘方，指点郄中和在酿酒时加入五加皮、甘松、木瓜、玉竹等药，并把这种酒取名为致中和五加皮酒。这酒有舒筋骨、解疲劳、祛风湿、强腰膝的作用，能够治疗手脚麻木、关节酸痛、腰痛腿软等症，还甘香可口。此酒问世后，大受欢迎。因为郄中和家住在严州府东关镇（今建德市内），于是此酒也被叫作严东关五加皮酒。

五加皮有南五加皮和北五加皮之分，我们通常说的五加皮是指南五加皮，它是五加科植物细柱五加的干燥根皮，味辛、苦，性温，有祛风湿、补肝肾、强筋骨、利水消肿的作用。而北五加皮是香加皮的别名，为萝藦科植物杠柳的干燥根皮，作用与南五加皮有一定的区别，而且有毒，使用时不可混淆。

五加皮有散风除寒燥湿之功，可以用于风湿痹痛、筋骨痿软、腰膝酸痛等的治疗，最适于肝肾不足而有风湿的患者服用。五加皮可以单用泡酒，也可以与羌活、秦艽、威灵仙等药配伍。五加皮能温补肝肾、强筋健骨，可以用来治疗肝肾不足导致的腰膝酸痛、下肢痿软及小儿行迟等，常与牛膝、木瓜、续断等药同用。五加皮还能利水消肿，用来治疗水肿、小便不利时需要与利水消肿药配伍，常配伍茯苓皮、大腹皮、生姜皮等药以增强疗效。

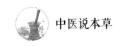

其实五加皮酒的制作方法有许多，其中一种配方如下：五加皮50g，当归45g，牛膝75g，高粱米酒1000mL。将五加皮洗净，刮去骨，与当归、牛膝一起放入砂锅内煎40分钟，去渣取汁，兑入高粱米酒即成。此酒有祛风除湿、强筋壮骨的作用，可用来治疗风湿痹痛、四肢拘挛、腰腿软而无力及膝痛不可屈伸等，每日早晚各服1次，每次服用10～30mL，服用时应将酒温热。

第二节　排除水湿冬瓜皮

冬瓜是我们生活中常用的食材，其实它的皮还是一味中药呢。把冬瓜皮洗净，晒干，切碎即可应用。用时一般取9～30g，煎服。

冬瓜皮味甘，性凉，主要用来治疗水肿，有通利小便、排除水湿、消除肿胀的作用。一般来说，冬瓜皮是利水的辅助药，常配伍茯苓皮、泽泻、猪苓等药使用。冬瓜的种子也能入药，叫冬瓜子。其味甘，性微寒，有清肺、化痰、排脓的作用，适用于肺热咳嗽、肺痈、肠痈等的治疗。所以人们常赞美称冬瓜一身都是宝。

赵炳南先生的经验方多皮饮中就有冬瓜皮及多种植物皮药，其处方如下：地骨皮9g，五加皮9g，桑白皮15g，干姜皮6g，大腹皮9g，白鲜皮15g，粉丹皮9g，赤苓皮15g，冬瓜皮15g，扁豆皮15g，川槿皮9g。本方可以用来治疗慢性荨麻疹。

据说冬瓜以前叫枕瓜，因为它的外形像一个老式的枕头。相传从前苏州东郊有个年轻男子叫金田，娶了隔壁村的郭菲为妻。一年之后的立冬时节，郭菲生下儿子金冬郭。

有一天，夫妻俩口角起来，争吵不休。郭菲十分生气，抱着熟睡的冬郭摸黑回娘家。走在半路上，她经过一大片枕瓜田时不小心被瓜藤绊着，摔了一跤，孩子也被摔到了枕瓜田里。她连忙从地上抱起孩子，继续赶路。

到家后，郭菲的爹妈一开门，看见她怀里抱着一个枕瓜，大为惊讶。郭菲这才知道自己抱错了，叫道："哎呀，我的冬郭还在地里。"一家人急急忙忙去枕瓜田，却没有看到冬郭，只找到了一个枕头。原来，郭菲粗心大意，出门时把枕头错当成孩子。一家人趁此机会劝小两口要好好过日子，夫妻俩重归于好。这事儿传出去之后，邻居们看到郭菲都会开她的玩笑："你家冬郭又在田里睡觉啦！"

就这样，人们把枕瓜喊作冬郭，后来又演变成了冬瓜。

第三节　一枝红皱石榴皮

元代有位名医叫朱震亨。他早先钻研儒学，后来转为研究医学。他的老家附近有一条美丽的小溪叫作丹溪，于是人们便称呼他为"丹溪先生"。朱震亨创立了"相火论""阳有余阴不足论"，强调人体阴气、阴精的重要性，被后世称为"滋阴派"，尊称为"金元四大家"之一。

相传有一年夏天，朱震亨的一位书友得了病，腹痛腹泻，便来求治。经过一番诊治，他给这位书友开了药方。书友回家吃了一剂药后不见好转，又吃了三剂药，还是没有效果，于是来找朱震亨复诊，朱震亨一时也没了主意。

书友无奈之下，找到了朱震亨的徒弟戴思恭。戴思恭跟随朱震亨学医多年，进步非常快，而且不拘泥于先人的医学见解。戴思恭经过仔细的望闻问切掌握了病情，又和书友交谈，得知老师已开了药方。他接过方子一看，思索良久，说道："先生的方子很对你的证，再加上石榴皮三钱（今多用9g），你再试试看。"书友照做，三剂药下肚后，果然痊愈了。书友很高兴，便去给朱震亨报喜。

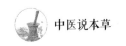

朱震亨为徒弟的进步而高兴,说:"石榴皮可以固涩、止泻,这味药加得好,真是青出于蓝而胜于蓝!"

石榴皮,就是石榴的干燥果皮,味酸、涩,性温,是一味收涩药。石榴在我国大部分地区都有分布,多在秋季果实成熟时采摘,取果皮,切成小块,晒干,可生用或者炒碳用,组方时一般取 3 ~ 9g。其中炒炭者用于止血。

石榴皮酸涩收敛,能涩肠道、止泻痢,是治疗久泻久痢的常用药,可以单用石榴皮煎服,也可以配伍肉豆蔻、诃子等药,比如石榴皮散,其处方如下:酸石榴皮 30g,龙骨(烧过)30g,诃子(煨,用皮)30g。将这些药物捣细为散,每次服用 6g,主治赤白痢。石榴皮长于涩肠,可以配伍党参、黄芪、升麻等药,治疗久泻久痢导致的中气下陷之脱肛。

石榴皮还有驱虫的作用,可以治疗蛔虫、绦虫等所致的虫积腹痛,常与槟榔、使君子等同用。

石榴皮能够收敛止血,治疗崩漏和妊娠下血不止,常与当归、阿胶、艾叶炭等同用。还能治疗便血,可以单用石榴皮煎服,也可以配伍地榆、槐花等药。此外,石榴皮还有涩精、止带的作用,用于治疗遗精、带下等。

石榴树的树根皮便叫作石榴根皮,也是一味中药,其性味、功效与石榴皮类似,杀虫的能力比较强,主要用于虫积腹痛,不过临床使用比较少。

第四节　合欢皮里无惆怅

"合昏枝老拂檐牙,红白开成蘸晕花。最是清香合孏惢,累旬风送入窗纱。"这首宋代名相韩琦所作的诗中提到的"合昏"指的便是"合欢"。

相传舜帝南巡到苍梧之地时自然而逝。他有两位妃子娥皇与女英知道后极为痛苦,终日相对痛哭,后来泪尽、血尽而亡,化作了泪迹斑斑的湘妃竹。而舜帝与她们的精灵相合，化成了合欢树。合欢枝枝相连，叶叶相对，朝开夜合，相亲相爱。

合欢在全国大部分地区都有分布，它的树皮便是中药合欢皮。合欢皮味甘性平，有解郁安神、活血消肿的功效。夏、秋两季剥取树皮后晒干，切段生用即可。用时一般取 6～12g，煎服，外用适量。因为合欢皮有一定的活血作用，所以孕妇要慎用。

合欢皮善解肝郁，是解郁安神的要药，能使五脏安和、心志欢悦，适用于情志不遂、愤怒忧郁、烦躁失眠、心神不宁等，可以单用合欢皮，也可以与柏子仁、酸枣仁、首乌藤、郁金等安神解郁药配伍。合欢皮又叫"黄昏"，单用合欢皮煎汤即为黄昏汤：取巴掌大的合欢皮 1 片，加入水 600mL，煮取 200mL，分作 2 次服用。

合欢皮有活血消肿的作用，能治疗跌打损伤、血瘀肿痛，可用合欢皮配伍麝香、乳香研末，温酒调服，也可以与桃仁、红花、没药、骨碎补等有活血疗伤、续筋接骨之功的药物配伍。

此外，合欢皮还有活血消痈的功效，能消散内外痈肿。治疗肺痈胸痛、咳吐脓血时，可以单用，也可以与鱼腥草、冬瓜仁、桃仁、芦根等清热消痈排脓药同用；治疗疮痈肿毒时，可以与蒲公英、紫花地丁、连翘、野菊花等清热解毒药同用。

除了树皮以外，合欢的花蕾也可以入药，有安神解郁的作用，可治疗失眠、胸中郁闷等症。合欢花的名字来源于合欢树叶的变化。每当夜色降临，合欢的叶片便两两相对，亲密地拥抱在一起。这种叶片闭合的现象，其实是合欢对环境的一种条件反射，或者说是一种"本能反应"。合欢叶柄基部的细胞像是一个反应灵敏的储水袋，会根据光线强弱、温度高低的变化而进行吸水或放水，细胞随之膨胀或者收缩，叶子也自然就跟着展开或者闭合了。合欢花正是凭借着这些动作减轻了风雨对它造成的伤害，更好地保护了自己。

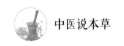
中医说本草

第五节　一瓣陈皮忆故香

据说在1921年，李宗仁路过广东省化州县时正值炎热多雨的六月时节，夏暑湿热缠绵。李宗仁带领的许多官兵都得了病，像感冒、咳嗽、肠胃炎等，李宗仁自己也得了病，苦不堪言。几个士兵在化州城的赖家橘子园摘了几个橘子吃，又听当地人说橘子皮煮茶喝能治病，便试了试，病果然好了。其他的士兵纷纷效仿，都痊愈了。后来李宗仁打了胜仗，不住地夸赞化州橘子的功效。

橘的干燥成熟果皮叫作陈皮，产于广东、四川、江西等地，秋末冬初果实成熟时采收果皮，晒干或者低温干燥。因本品以陈久者为佳，所以称之为"陈皮"。其中广东新会地区的陈皮质量更好，这里的陈皮被称为"广陈皮"。陈皮味苦、辛，性温，用时一般取3～9g，煎服，有理气健脾、燥湿化痰的作用。

陈皮能够理气健脾和中，对寒湿中阻导致的气滞证最为适宜。治疗脘腹胀痛、恶心呕吐、泄泻等时，常与苍术、厚朴同用；治疗食积气滞之脘腹胀痛时，可以配伍山楂、六神曲等；治疗外感风寒、内伤湿滞之腹痛、呕吐、泄泻时，可以配伍藿香、紫苏叶等，如组成香苏散；治疗脾虚气滞导致的腹痛喜按、不思饮食、食后腹胀、便溏舌淡时，可以配伍党参、白术、茯苓等；治疗脾胃气滞引起脘腹胀痛剧烈者，可以配伍木香、枳实等，以增强行气止痛的作用。其中香苏散处方如下：香附子（炒香，去毛）120g，紫苏叶120g，炙甘草30g，陈皮（不去白）60g。此方有理气解表和中的功效，主治外感风寒、内有气滞之恶寒身热、头痛无汗、胸脘痞闷、不思饮食、舌苔薄白。陈皮功擅理气，能治疗呕吐、呃逆，常配伍生姜、竹茹、大枣等；若治疗脾胃寒冷导致的呕吐不止，可以配伍生姜、甘草等。

陈皮能燥湿化痰，是治痰要药。当治疗湿痰咳嗽时，常与半夏、茯苓等配伍；当治疗寒痰咳嗽时，常与干姜、细辛、五味子等配伍；当治疗脾虚失运导致的痰湿犯肺时，可以与党参、白术等配伍。此外，陈皮可以配伍枳实、生姜等，用来治疗胸痹气短。

橘的成熟果实的皮叫陈皮，而未成熟果实的皮叫作青皮。陈皮长于理脾胃之气，可健脾燥湿化痰；而青皮长于疏肝气，能消散积滞。若治疗肝脾同病或者肝胃不和，陈皮、青皮经常配伍使用。

第六节　宽胸散结瓜蒌皮

中药瓜蒌皮指的是葫芦科植物栝楼或双边栝楼的干燥成熟果实。栝楼主要产自山东、安徽、河南等地，每年7月前后开花，霜降、冬至期间果实成熟，果实表面有白色粉末，变浅黄时采收。将壳和种子分别干燥、生用，或者瓜蒌仁制霜用。瓜蒌皮用时一般取6～12g，煎服。

先来介绍一下临床常用药物瓜蒌。瓜蒌味甘、微苦，性寒，有清热化痰、宽胸散结、润肠通便的作用，脾虚便溏者及寒痰湿痰证患者不能使用。瓜蒌主要应用在以下四个方面的治疗：

首先，瓜蒌甘寒而润，擅长清肺热、润肺燥而化热痰、化燥痰，用来治疗痰热阻肺、咳嗽、痰黄质稠难咳、胸膈痞满，可以配伍黄芩、胆南星、枳实等。如果用于治疗燥热伤肺、干咳无痰或者痰少质黏、咯吐不利，可以配伍川贝母、天花粉、桔梗等。

其次，瓜蒌皮能清热散结、消肿，常配伍鱼腥草、芦根等清热解毒药来治疗肺痈咯吐脓血，也可配伍败酱草、大血藤等治疗肠痈，还可配伍当归、乳香、没药等治疗乳痈初起、红热肿痛。

瓜蒌还可利气开郁，导痰浊下行而宽胸散结。治疗痰气互结、胸阳不

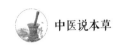

通之胸痹疼痛时，常配伍薤白、半夏等；治疗痰热结胸之胸膈痞满、按之则痛时，常配伍黄连、半夏等。

最后，瓜蒌能够润燥滑肠，用来治疗肠燥便秘时，常配伍火麻仁、郁李仁、生地黄等。

瓜蒌皮与瓜蒌的功效有相同之处。瓜蒌皮功擅清热化痰、利气宽胸，多用于热痰咳嗽、胸闷胁痛。中成药铁笛丸中就含有瓜蒌皮，其处方如下：诃子肉300g，茯苓300g，桔梗600g，青果120g，麦冬300g，贝母600g，凤凰衣30g，瓜蒌皮300g，甘草600g，玄参300g。以上药物研成细粉，炼蜜为丸，每丸重3g。一日3次，每次2丸，温开水送下，或者嚼化，有润肺利咽的功效，可用于治疗肺热咽干、失音声哑，服药期间忌辛辣食物。

除了瓜蒌、瓜蒌皮外，栝楼还可以瓜蒌子的形式入药。瓜蒌子重在润燥化痰、润肠通便，用时一般取9～15g，煎服。

瓜蒌的根研成粉末入药，有学者称其本应叫作"天瓜粉"，因为讹传，被错误称为"天花粉"，后来"天花粉"的称呼被沿用了下来。它洁白细软，也被叫作"瑞雪"，是清热、生津、止咳的佳品。需要注意的是，瓜蒌、瓜蒌皮、瓜蒌子、天花粉均不适合与乌头类药材同用。

第七节　翠绿如衣西瓜皮

西瓜是夏天必备的水果。西瓜皮因为呈翠绿色，也叫作翠衣，洗净，晒干，切碎后即可用，一般取9～30g，煎服。它味甘，性凉，有清热解暑、止渴、利小便的功效。

西瓜皮善解暑热，能解烦渴，适用于暑热烦渴、小便短赤等症。在秋冬之际，气候干燥，容易出现咽喉肿痛、口舌生疮，这时也可用西瓜皮。

西瓜皮和丝瓜皮等药可组成经典方剂清络饮，其组成如下：鲜荷叶边

6g，鲜金银花 6g，丝瓜皮 6g，西瓜皮 6g，鲜扁豆花 6g，鲜竹叶心 6g，可以祛暑清热，治疗身热口渴不重、头目不清等。

除了上面提到的西瓜皮，其实西瓜子也能入药。

二十世纪初，在北京涌现了四位名医，被称为"北京四大名医"，分别是施今墨、萧龙友、孔伯华、汪逢春。当时南京国民政府计划取消中医，中医处于生死存亡的境地，岌岌可危。四大名医之一的施今墨先生四处奔走，团结热爱中医的有志之士，成立中医工会，组织华北中医请愿团，为中医药事业的发展而努力。

施今墨先生六十多岁时得了胸膜炎，服用各种中西药物都没有好转。老先生突然想起一小偏方，赶紧抓药，服用几剂之后就好了。这个方子非常简单，叫作三子方，处方如下：西瓜子 60g，甜瓜子 60g，冬瓜子 60g。取以上药物加 2000mL 水浸泡 1 小时后煮半小时，将药汤滤出，一天之内口渴即喝。就这样，仅过了几日施今墨先生便痊愈了。方中的西瓜子有清肺润肠、和中止渴的作用，对咳嗽痰多、咯血等症有辅助疗效。

第八节　人间要数黄柏苦

金元时期有四位伟大的医学家，合称为"金元四大家"。其中一位叫李东垣，他十分强调脾胃的重要性，是中医脾胃学说的代表医家。因为脾胃在五行中属土，所以他的学说也被称为"补土派"。

李东垣曾碰到一个叫王善夫的患者。此人是个富商，来求医的时候小便不通，大腹便便，坚硬如石，壅塞至极，腿脚肿胀、破裂出黄水，双睛凸出，茶饭不思，彻夜难眠，苦不堪言。李东垣仔细询问得病前后，又经过一番望诊、切诊等，说道："你这是吃得太好了，山珍海味吃得太多，积热损伤了你的肾水，所以膀胱干涸，小便不化。我给你开一些苦寒的药。"

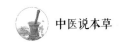

他开了这样一个方子：黄柏、知母各一两，酒洗焙碾，肉桂一钱作引子，制成丸剂。服用之后，王善夫感觉前阴如火烧，小便如山洪泄出，很快身上的肿胀就都消散了。

李东垣用的黄柏是芸香科植物黄皮树或者黄檗的干燥树皮。前者主产于四川、贵州等地，习惯称为"川黄柏"，后者主产于辽宁、吉林等地，习惯称为"关黄柏"。我们现在常说的中药黄柏一般指的是"川黄柏"，多在清明之后剥取树皮，除去粗皮，晒干压平，润透，切片或者切丝，生用或者盐水炙、炒炭用，用时一般取3～12g，煎服，外用适量，有清热燥湿、泻火除蒸、解毒疗疮的作用。

黄柏苦寒沉降，长于清下焦湿热，用来治疗湿热下注导致的带下黄浊臭秽时，常配伍山药、芡实、车前子等药，如易黄汤；也可以治疗湿热下注膀胱，小便短赤热痛，常配伍茯苓、车前子等药。其中易黄汤组成如下：山药30g，芡实30g，盐黄柏6g，车前子3g，白果12g。有补肾清热、祛湿止带的作用，主治脾肾虚弱、湿热带下。

黄柏清热燥湿，善除大肠湿热，治疗泻痢，常配伍白头翁、黄连、秦皮等；可以治疗湿热郁蒸之黄疸，常配伍栀子等；还可用来治疗湿热下注导致的脚气肿痛、痿证，常配伍苍术、牛膝等。

黄柏善泻相火、退骨蒸，用于阴虚火旺、潮热盗汗、腰酸遗精的治疗时，常与知母相须为用，配伍生地黄、山药、龟甲等。

黄柏能清热燥湿，又能泻火解毒，能治疗疮疡肿毒，可以内服也可外用。内服的话，则配伍黄芩、黄连、栀子等煎服；外用的话，则配伍大黄，研为细末，醋调外涂。此外，黄柏还能治疗湿疹瘙痒，内用则配伍荆芥、苦参、白鲜皮等煎服；外用则配伍煅石膏，等份研为细末，外敷或者油调涂患处。

黄芩、黄连、黄柏三味药皆苦寒，都以清热燥湿、泻火解毒为主要功效，用来治疗湿热内盛或热毒炽盛之证时，常相须为用。其中黄芩偏于泻上焦肺火，多用于肺热咳嗽等；黄连偏于泻中焦胃火，多用于中焦湿热所致的痞满呕逆及心火亢旺所致的高热心烦。黄柏偏于泻下焦相火，多用于湿热下注诸证及骨蒸劳热。

第九节 温中下气厚朴功

厚朴是木本植物，以皮入药，是三大木本药材之一。野生厚朴是国家二级重点保护野生植物，采伐方面有着严格的规定，我们要保护好野生厚朴母树，加强对幼树的培养管理。

药用厚朴是木兰科植物厚朴或者凹叶厚朴的干燥干皮、根皮及枝皮，主要产自四川、湖北等地，4～6月剥取。根皮和枝皮直接阴干，干皮需放置在沸水中微煮，然后堆置在阴湿处，当内表面变紫褐色或者棕褐色时，蒸软取出，卷成筒状，切丝干燥，可姜制用。用时一般取3～10g，煎服，或者入丸、散剂。

厚朴味苦、辛，有燥湿消痰、下气除满的功效。它是消胀除满的要药，常与苍术、陈皮等同用；意在下气宽中、消积导滞时，常与大黄、枳实等同用；治疗热结便秘时，多配伍大黄、芒硝、枳实等，以峻下热结、消积导滞。厚朴能燥湿消痰、下气平喘，治疗痰饮阻肺、肺气不降导致的咳嗽胸闷时，可以配伍紫苏子、陈皮、半夏等，如苏子降气汤；用于寒饮化热出现的胸闷气喘、喉间痰声辘辘、烦躁不安时，常配伍麻黄、石膏、苦杏仁等；治疗外感风寒而发的宿喘时，可以配伍桂枝、苦杏仁等药。

上面提到的苏子降气汤组成如下：紫苏子9g，半夏9g，当归6g，炙甘草6g，前胡6g，姜厚朴6g，肉桂3g。这首方剂有降气平喘、祛痰止咳的作用，主要用于上实下虚之喘咳。

此外，厚朴燥湿消痰、下气宽中的功效，可以用于七情郁结、痰气互

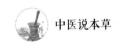

阻导致咽中如有物阻、咽之不下、吐之不出的梅核气证，配伍半夏、茯苓、苏叶、生姜等药。

厚朴辛苦温燥湿，容易耗气伤津，所以气虚津亏者及孕妇慎用。

厚朴的花也一味中药，以干燥花蕾入药，叫作厚朴花，善于理气宽中、芳香化湿，功能与厚朴相似，但是药力比厚朴缓和，主治脾胃湿阻气滞之胸脘胀满疼痛，常配伍藿香、佩兰等。

第十节　树中杜仲情常在

杜仲常被称为"植物黄金"，由于杜仲的树皮及叶子折断之后都可以拉丝，因此杜仲又被称为"扯丝皮"。最早在《神农本草经》中就有了关于杜仲的记录，后来李时珍将杜仲收录到《本草纲目》中，并写道："昔有杜仲，服此得道，因此名之。"在现代，人们也对杜仲情有独钟，还研究出了杜仲的多种食用方法。

相传在很久以前，洞庭湖边有很多纤夫靠着驾驶小木船运输货物谋生。这些纤夫每天都低头弯腰劳作，时间久了，便积劳成疾，每个人都或多或少有些腰膝疼痛的毛病。有一个叫杜仲的纤夫为了解决大家的腰腿顽疾问题决定上山采药。

家里人为杜仲准备好干粮，他便踏上了寻药之旅。渐渐地，他的干粮快要吃完了，却还没有找到良药。正在他心急如焚的时候，在山上遇到了一位采药的老者。杜仲大喜，赶忙前去拜见。他一丝不落地向老者讲述了大家们的疾苦，老者听后十分感动，于是从自己的药筐中掏出一块树皮递给杜仲说："这树皮就是药材，回去食用后便可治愈你们的顽疾。"杜仲连连道谢。只有这一块树皮无法治好那么多人的病，于是杜仲决定上山去寻找这种药材，多采一些回家。

在上山的路上，杜仲遇到了一位樵夫，樵夫听说他要上山采药便连忙阻止，说山上路途险恶，还有猛兽出没。但杜仲却执意要去采药，任何人都不能动摇他的想法。在爬山的过程中，杜仲突然感到心慌眼花，一个跟头翻到了山下，万幸的是他被挂在了一根大树枝上。过了一会儿，他忽然清醒过来，发现自己被挂着的这棵树正是自己要找的那种，于是他开始拼命地采集树皮，但却精疲力竭，再次昏倒后掉落山下，被激流冲入了八百里洞庭。纤夫们听到这一噩耗，急忙一起寻找杜仲，终于在洞庭湖畔的一片树林中找到了他的尸体。虽然杜仲已经逝去，但手里还紧紧地攥着一捆树皮。后来，纤夫们吃了这种树皮后，腰膝疼痛的症状果然消失了。人们为了纪念杜仲，将这种树皮命名为"杜仲"。

中医学认为，杜仲味甘，性温，归肝、肾经，有很好的补益肝肾、强筋健骨的作用。因此，杜仲对于肝肾亏虚所致的腰膝疼痛有很好的疗效。杜仲还可治疗胎动不安等。总的来说，杜仲是补肝肾、壮腰骨的良药。现代药理学研究表明，杜仲具有一定的抗肿瘤、降压、降血脂、利尿等作用。

人们对于杜仲的应用不仅仅是将其烹饪成菜肴，还会将其制成茶酒来饮用。杜仲茶是现代常见的保健饮品之一，一般取杜仲叶 5～15g，用开水冲开，加盖闷泡 5 分钟便可饮用。根据专业指导饮用杜仲茶不仅可以强筋骨、补肝肾，还可降血脂、降血糖，促进体内毒素的排出，有利于减重。杜仲酒的发展有很长的历史，早在《外台秘要》中就有记载，可取杜仲、丹参各 25g，川芎 15g。上三味，切，以酒二斤渍五晚，随性略略饮之，则急性腰痛可愈。

第八章
山海寻菌藻，为君解病忧

菌藻类植物是菌类及藻类植物的总称，菌类植物主要指香菇、蘑菇、猴头菇等，藻类植物包括海带、木耳、发菜等。现代研究发现，菌藻类食物中含有大量维生素等多种营养物质。其实，我们的祖先对菌藻类的研究也十分深入，比如被称为"四大仙草"之一的灵芝就是菌类药材，在古代，灵芝也被视为助人"长生不老"的药材代表，在许多传说故事中也有许多关于灵芝的记述。其实，菌藻类不仅药用价值高，它们的养生保健功效也十分显著，比如银耳、木耳、猴头菇等就成为了现代人们青睐的烹饪食材。

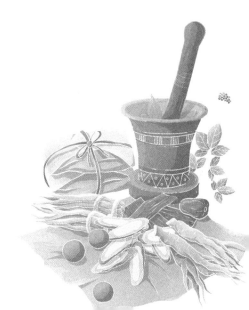

第一节 折秋华兮采灵芝

许多菌类都是中药，比如灵芝。灵芝，又被称作林中灵，有树林中的精灵的意思，自古以来就被赋予了一丝神话色彩。

古籍《山海经》中记载，炎帝的三女儿叫作瑶姬，还没能长大成人就不幸夭折了。她被葬在巫山之下，化成了一株仙草，女子吃了它便会变得美艳动人。后来楚国文人宋玉把这段故事写进了他的文章："精魂之草，实乃灵芝。"这种瑶姬变成的仙草就是灵芝了。

灵芝形态古怪，色彩艳丽，生长在高山险峰、悬崖峭壁，总让人感到神秘。古代方士、巫医们都说吃了灵芝草就能成"神仙"。东汉时期的许多壁画中，都可以看到仙人手持灵芝草引导人们升天成仙的图画。

其实灵芝是真菌赤芝或紫芝的干燥子实体，具有补气安神、止咳平喘、延年益寿的功效，用于治疗眩晕不眠、心悸气短、神经衰弱、虚劳咳喘等。如今使用的灵芝，少部分是野生，大多数是人工培育而得。全年均可采收，除去杂质，剪除灵芝上附有的朽木、泥沙或者培养基质的下端菌柄，阴干，或者在 40～50℃下烘干。应用时一般取 6～12g，煎服。

灵芝味甘，性平，有补心血、益心气、安心神的功效，可以用于治疗气血不足、心神失养所致的心神不宁、失眠、惊悸、多梦、健忘、体倦身疲、烦躁口干、食少等症，这时候可以单用灵芝研成细末吞服，也可以与人参、白芍、酸枣仁、柏子仁、龙眼肉等药同用。

灵芝还能够补益肺气、温肺化痰、止咳平喘，常可以用来治疗痰饮证，比如形寒咳嗽、痰多气喘，可单用灵芝，也可以与党参、五味子、干姜、半夏等益气敛肺、温阳化饮药同用。

灵芝可加工制作成灵芝糖浆，其配方及制作过程如下：取灵芝 200g，

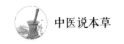

蔗糖 600g，将灵芝粉碎为粗粉，用适量酒浸泡 7 天，压榨滤过，回收滤液，浓缩至适量，滤渣加水煎煮两次，取滤液，浓缩至适量，再加入酒精滤液浓缩，加蔗糖，煮沸溶解，滤过，加水到 1000mL，混匀即成。灵芝糖浆有养心安神、健脾和胃的功效，用于心悸失眠、食欲不振、神经衰弱的治疗，口服，一日 3 次，每次 20mL。

第二节　茯苓怪状窟中神

晋代炼丹家、药物学家葛洪在他的著作《抱朴子》中记载了一个与茯苓有关的传说：一个叫任子季的人，连续服用茯苓长达 18 年，慢慢达到了不食人间五谷杂粮的神仙境界，身体变得和美玉一样，并且掌握了隐形的法术，甚至天上的玉女都下凡来与之相会。

唐宋时期，服用茯苓的习惯也很普遍。唐代药王孙思邈对茯苓就有"百日百病除"的叙述。宋代文豪苏东坡就是制作茯苓饼的高手，他在《苏沈良方·服茯苓说》《东坡杂记》中专门记述了茯苓的功效和制作茯苓饼的方法，即九蒸九晒的胡麻加上去皮的茯苓及白蜜做成饼，长时间食用可使气力不衰。古代人长寿不易，苏东坡花甲之年还能拥有惊人的记忆力和强健的身体，或许与常吃茯苓饼有一定的关系。

现今，茯苓饼的制作配方已有所不同，比如可用粳米、白糯米（比例 7∶3）加上与粳米等重的茯苓、芡实、莲子肉、山药等，共碾成粉，搅拌均匀即成。

茯苓是一种真菌，多寄生于赤松、马尾松等的树根上。药用茯苓是茯苓的干燥菌核。用时一般取 9～15g，煎服。茯苓味甘、淡，性平，有利水渗湿、健脾化痰、宁心安神的作用。

茯苓药性平和，功可利水渗湿，利水而不伤正，是利水渗湿的要药。

但凡小便不利、水湿停滞，无论是偏于寒湿还是偏于湿热，或是脾虚湿聚所致，都可以用茯苓。偏于寒湿时，可以与桂枝、白术等配伍；偏于湿热时，可以与猪苓、泽泻等配伍；属于脾气虚时，可以与党参、黄芪、白术等配伍；属虚寒时，可以和附子、白术等配伍。

茯苓和猪苓等药组成名方五苓散，处方如下：猪苓（去皮）、茯苓、白术各9g，泽泻15g，桂枝（去皮）6g。现代可制作成散剂，每次服用6～10g，有利水渗湿、温阳化气的功效，用来治疗头痛发热、口燥咽干、烦渴饮水、水入即吐、小便不利等症。

茯苓既能健脾又能渗湿。对于脾虚运化失常导致的泄泻带下，茯苓可以标本兼治，常与党参、白术、山药等配伍。茯苓还能养心安神，用于治疗心神不安、心悸失眠时，常与人参、远志、酸枣仁等配伍。

真菌茯苓的不同部位是不同的中药。茯苓菌核的外皮叫茯苓皮，和茯苓的药效功能相似，也能利水消肿，用量15～30g。茯苓菌核中间带有松根的部分叫茯神，也和茯苓的功效差不多，但是重在宁心安神，专治心神不安、惊悸健忘等症，用量也和茯苓相似，一般为9～15g。

第三节　水热互结猪苓汤

猪苓也是一种真菌，常寄生在桦树、枫树等树木的根上。药用猪苓是真菌猪苓的干燥菌核，主要产自山西、陕西、河南等地，春、秋两季采挖，去泥沙，晒干，切片入药。味甘、淡，性平，有利水渗湿消肿的作用。

猪苓甘淡渗泄，利水作用比较强，可用于水湿停滞所致的各种水肿，单用猪苓就可以见效。例如，治疗妊娠期从脚到腹部的水肿、小便不利，可以单用猪苓研成细末，热水调服，也可与其他药物配伍，如泽泻、茯苓、白术等。猪苓药性沉降，擅长通利水道，可以治疗热淋、小便不通、淋漓涩痛，多配伍生地黄、滑石、木通等药。

猪苓和茯苓的功效有些类似，都能利水渗湿。猪苓利水渗湿的作用比茯苓的强一些，但是没有健脾、宁心的作用。二者经常一起使用，比如猪苓汤，其组成如下：猪苓（去皮）、茯苓、泽泻、阿胶、滑石（碎）各10g。此方有利水、养阴、清热的作用，治疗水热互结伤阴证之渴欲饮水、小便不利等。

当代中医名家郝万山教授曾经接诊一位女患者，长期呕吐。该患者就诊于外院，诊断为"神经性呕吐"，喝水吐水，吃饭吐饭，喝药吐药，如果输液过多也变成黏液吐出来。无奈之下，患者求助于郝万山教授。郝万山教授经过询问，得知该患者呕吐了三个月，自因丈夫生活作风问题吵架后开始出现，心情气愤激动，彻夜难眠，曾经有泌尿系感染，如今再犯，小便不利，尿道涩痛。患者舌光红无苔，脉细弦而数，郝万山教授认为这是阴虚水热互结证，于是给她开了猪苓汤。他嘱咐患者丈夫，因为患者喝药吐药，所以每次只能喝一点点，得每天陪着她，熬完药后一小时喂一勺，一次不能多喝。这样的服药方法有两方面考虑，一来患者的确不能喝太多药，二来让丈夫细心照顾患者，以获得患者的谅解和宽容。一个星期后，患者的病情得到了极大的缓解。又过了段时间，患者因为吃了个凉西红柿再次出现呕吐，郝万山教授就让患者继续服用猪苓汤，后来就再也没复发过了。几年后，原本枯瘦如柴的患者体重也长了不少。

第四节　山珍海味猴头菇

我们都知道"山珍海味"这个成语，用来形容菜肴的丰盛，其中"山珍"通常指的是猴头菌、熊掌、燕窝等珍贵食物。猴头菌是一种木腐菌，也是著名的食用菌。因为它的全身看起来像猴头，所以俗称"猴头菇""猴菇"。因为它营养丰富，人们赞美它为"蘑菇之王"。据说早在三千多年前的商代，就已经有人采摘猴头菌食用。

猴头菌主要产于东北、华北等地，常于多雨季节生长在大树的高处，最大的猴头菇可以重达数十斤，一般在八九月份生长。因为古代条件所致，猴头菌非常稀少，而物以稀为贵，因此只有宫廷王府才能享用，民间只知道猴头菌是珍贵食品，对它的性质特性及烹饪方法都不了解。现在，人们可以用段木、代料栽培技术进行猴头菌的人工栽培。随着人工栽培技术的不断推广，猴头菌这种山珍逐渐出现在了百姓的饭桌上。

猴头菌炖排骨是一道美味佳肴，有助消化、强身健体的功效。它的制作方法比较简单，取新鲜猴头菌250g，猪排骨200g，香菇3个，清水及调料若干，将猴头菌浸泡去苦味，香菇泡发后切片，猪排骨洗净后切成小块，三者放入锅中，加水适量，用大火煮半个小时，最后调味即成。

药用猴头菌味甘，性平，有利健脾养胃助消化的功效，还有较强的滋补作用，主治消化不良、身体虚弱，还可以用来治疗神经衰弱。猴头菌在抗肿瘤方面具有卓越的疗效，能够提高机体免疫力，对癌细胞有一定的抑制和杀灭作用。现代常用来做成猴头健胃灵片等中成药，临床上用于治疗慢性胃炎、胃及十二指肠溃疡导致的胃脘胀痛等。

猴头菌补虚健胃，绝大部分的人都能够服用，没有明显禁忌服用的人群。

第五节　清白高洁银耳汤

银耳也叫白木耳，是一种真菌，以子实体入药，春、秋两季采收。采收的过程比较有趣，常用老斑竹浸猪油制成竹刀进行采割，将新鲜银耳用清水洗干净之后，晒干即可。

银耳味甘、性平，有补肺益气、养阴润燥的功效。它是一味补阴药，可以煎汤内服，也可以与冰糖或猪肉一起炖后服用，可用于病后体虚、肺

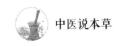

虚久咳、痰中带血、崩漏、大便秘结、高血压等的治疗。它主要有以下三方面的应用：

第一，银耳可以润肺止咳，还能起到滋补作用。取银耳6g，竹黄6g，淫羊藿3g，先将银耳及竹黄用冷水浸泡至发胀，加水一小碗及冰糖、猪油适量拌匀，最后取淫羊藿稍加碎截，放在碗中一起蒸，服用的时候去掉淫羊藿的渣滓即可。

第二，银耳能治疗肺阴虚之咳嗽、痰少、口渴等。此时取银耳6g，先用水浸泡，再加冰糖15g及水适量，一起蒸透，制成银耳汤，分两次服用，每日服用一剂。

第三，银耳还能治热病伤津。此时常取银耳10g，芦根15g，石斛10g，水煎，取出银耳，滤过药渣，服用汤剂和银耳，每天喝一次。

相传张良辅佐刘邦创汉后被封为留侯，虽然已是高官厚禄，享受荣华富贵，他却一直提心吊胆，担心刘邦对自己下手。原来刘邦和许多开国帝王一样，猜忌大臣，兔死狗烹，韩信、萧何、彭越、英布等开国元勋都被谋害，张良担心自己会步他们的后尘。

伴君如伴虎，在朝为官虽然显赫无比，但是也十分凶险。张良打定主意，弃官归隐，以留性命。于是他不再参与朝堂政事，反倒跑到秦岭深山中学道。他常常吃当地产的银耳，而且只是清炖，不加其他东西，寓意自己的清白高洁、与世无争。后来，这道清炖银耳风行了好几百年。

到了唐代贞观之治，房玄龄、杜如晦二人认为大臣不能只谋求自身清白，而应为天下百姓谋福利，于是他们对张良的清炖银耳进行了加工，在里面加入润肺补肾、色红似血的宁夏枸杞，形成了著名羹汤——枸杞炖银耳。这是一道名菜，也是老少咸宜的滋补佳品。

银耳汤虽然是营养丰富的滋养品，但是并非任何体质者都适宜服用，比如寒性体质者就不能长期食用，外感风寒、出血、糖尿病患者需谨慎服用。

第九章
有情之品动物药，扶正补益精气神

在武侠电视剧中，我们常常看到有人以蚯蚓入药，也有人以蛇胆入药，这似乎让人觉得不可思议，为何动物也可入药？早在《本草纲目》中，李时珍就记载了上百种动物药，更将药用动物分为虫、鳞、介、禽、兽、人各部，有些动物全身皆可入药，比如蚯蚓和穿山甲，也有些动物的某些脏器可以入药，比如单从蛇这一种动物来说，就记载了近二十种形态及入药方法。我们常见的牛黄就是牛的胆结石，羚羊角是赛加羚羊的角。可见动物药也是中药的重要组成部分。

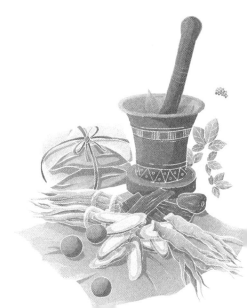

第九章　有情之品动物药，扶正补益精气神

第一节　阴错阳差见牛黄

牛黄就是牛的胆结石。在胆囊中产生的叫作"胆黄"，在胆管中产生的叫作"管黄"，在肝管中产生的叫作"肝黄"。

牛黄味甘，性凉，有清心豁痰、开窍凉肝、息风解毒的功效，用来治疗热病神昏、中风痰迷、惊痫抽搐、癫痫发狂、咽喉肿痛、口舌生疮、痈肿疔疮等，一般制作成丸剂使用，也可以研成粉末外敷。牛黄应该放置在阴凉干燥遮光的地方，密闭保存，防潮防压。

牛黄用来豁痰开窍、清热镇痉时，可配伍麝香、天竺黄、全蝎、钩藤等；用来清热解毒、开窍安神时，可配伍黄连、黄芩、栀子、郁金、朱砂等；用来清热解毒、消肿定痛时，可配伍青黛、珍珠、冰片等。药物组成中包含牛黄的一个著名方剂叫作安宫牛黄丸，有清热解毒、镇惊开窍的作用，一般用于热病，如高热惊厥、神昏谵语、中风昏迷等。其组成如下：牛黄100g，水牛角浓缩粉200g，麝香25g，珍珠50g，朱砂、雄黄、黄连、黄芩、栀子、郁金各100g，冰片25g。在这些药物中，珍珠、朱砂、雄黄都水飞成极细粉，黄连、黄芩、栀子、郁金研成细粉，其余药物研细，上述粉末配研，过筛，混匀，加适量炼蜜制成大蜜丸600丸或1200丸。不同病情下所用药量不同，请谨遵医嘱。所谓水飞，是一种中药炮制方法，指利用不同粗细粉末在水中的悬浮性不同，把不溶于水的药材，如朱砂、雄黄、炉甘石及贝壳类中药，和水共研，反复研磨制备成细腻粉末的方法。

牛黄来源于病牛，因此数量比较少。现在，除了天然牛黄外，我国科学家研制出了人工合成的牛黄，由牛胆粉、胆酸等加工制成。目前临床上主要使用人工牛黄，功效也不错。

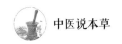

据说牛黄是扁鹊发现的。扁鹊是我国春秋战国时期的著名中医大家之一,为中医药的发展做出了不可磨灭的贡献。相传有一天,扁鹊正在家整理煅制好的金礞石(有载为青礞石),这时有位邻居来找他。原来,邻居杀了一头病牛,发现牛胆里有一块像石头的东西,不知道那是什么,他知道扁鹊博学多才,所以提着牛胆来找扁鹊请教。扁鹊把牛胆里的石头放在桌子上仔细研究,邻居就先回去了。没想到没过多久邻居又回来了,惊慌失措,说他父亲突然一口气上不来,正倒在地上抽搐。扁鹊连忙过去一瞧,发现邻居父亲双眼上翻,喉咙间呼呼作声。扁鹊望闻问切后,知道他是犯了癫痫,于是让邻居去他家里取桌子上的金礞石。邻居迅速拿了回来,扁鹊便把金礞石研成粉末给患者灌了下去。没多久,患者就慢慢止了抽搐,气息也平静了。扁鹊回到家,猛然发现金礞石还在桌子上,而从牛胆里取出的石头不见了。他到处寻找,发现是邻居在慌乱之中错把牛胆石当成了金礞石。他不由得想,难道牛胆石的镇惊效果居然比金礞石还强?经过验证,发现牛胆石的药效果然很好。因为这东西是从牛胆里取出来的,而且是黄色的,于是便取名为"牛黄",又因为它是从"丑牛"身上取出来的宝贝,所以还有"丑宝"的别称。

牛黄虽好,但是药性较凉,不属于实热证的患者不可使用,一定要在专业医生的指导下服用。

第二节 冬虫夏草名符实

每年随着雪山草甸上的冰雪渐渐消融,一种叫作蝙蝠蛾的虫子将虫卵留在了某些植物的花叶上。这些虫卵慢慢长成小虫子,钻进土壤中,吸收植物根茎的营养。而一些真菌的孢子遇到蝙蝠蛾的幼虫,会钻到它们的体内吸收营养。真菌寄生在幼虫身体里,分布范围越来越广。到了冬天,受到真菌感染的幼虫逐渐向地上蠕动。当距离地表还有 2～3cm 的时候，幼虫会因被真菌吸收完营养而死，这就是"冬虫"。幼虫体虽已死，但是真菌还在继续生长，慢慢地"霸占"了整个虫子的身体。第二年春末夏初的时候，虫子的头部会长出一棵紫红色的小草，这就是"夏草"。因为它冬天是虫子，夏天是草，所以被叫作"冬虫夏草"。

古典名著《红楼梦》里有一段故事，说住在大观园的姑娘们有日聚会一起猜灯谜，林黛玉出了这样一个灯谜。谜面非常简单，只有一个字——花，打一个字。姑娘们百思不得其解，便求林黛玉公布答案。林黛玉笑道谜底也是一个字——萤。因为花字拆开，上边是草，下边是化，自古以来有"腐草化萤"的说法，所以谜底是一个"萤"字。用"腐草化萤"来理解冬虫夏草，是不是更加生动了一些？

清代药学家吴仪洛在《本草从新》中首次记载了冬虫夏草这味药："甘，平。保肺益肾，止血，化痰止劳嗽。"冬虫夏草是冬虫夏草菌和蝙蝠蛾科幼虫的复合体，味甘，性平，有补肾益肺、止血化痰的功效，主治阳痿遗精、腰膝酸痛、久咳虚喘、劳嗽痰血等。使用时一般取冬虫夏草 3～9g，煎服。

冬虫夏草是一种平补肺肾的药物，民间常单用冬虫夏草煎服，作为大病之后的调补之品。在临床使用时，可以配伍北沙参、麦冬、生地黄等补益药，治疗虚劳咯血；也可以配伍枸杞子、山茱萸、山药等药，治疗阳痿遗精。

冬虫夏草可以用来泡酒喝：取冬虫夏草 11g，洗净切碎，放置于酒坛中，倒入白酒或者高粱酒 400mL，密封浸泡 10～15 天即可。过滤后服用，每日服 10～15mL，可以治疗劳嗽咯血、盗汗、肺结核、年老衰弱之慢性咳喘（如慢性喘息型支气管炎）、阳痿、病后体弱等。酒喝完后可续杯，一直到没有味道为止。

需要注意的是，冬虫夏草并不属于"药食同源"的范畴，健康的人不

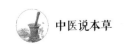

需要服用这味药,应在专业医师的指导下服用。

第三节　食药两佳海中参

食用海参的历史比较久,早在三国时期就有相关记载。《临海水土异物志》载有"土肉,正黑,如小儿臂大,长五寸,中有腹,无口目,有三十足,炙食",其中"土肉"指的就是海参。"炙食",炙从字义上讲为烤,也就是烤着吃。清代有位文学家兼美食家叫作袁枚,他认为海参天性浓重,用颜色相近的木耳等与海参搭配烹饪,味道极佳。

但是海参作为药物使用的时间比较短,可能从清代才开始。中药海参指的是刺参科动物刺参、绿刺参等的全体。炮制的过程略显复杂:捕捉到海参后,除去内脏,洗净腔内泥沙,放到适量的盐水中煎煮约一小时,捞出来放冷,经曝晒或者烘焙到八九成干时,再放到蓬叶汁中略煮,到颜色转黑时,取出晒干。

海参味甘、咸,性温,有补肾益精养血的功效,主治精血亏损、虚弱劳怯、阳痿梦遗、小便频数、肠燥便艰。它可以用来治疗腰痛、梦遗、滑精,这时可以与巴戟天、杜仲等药物配伍使用,如海参丸。其制作方法如下:取海参500g,当归(酒炒)、巴戟天、川牛膝(盐水炒)、补骨脂、龟甲、鹿角胶(烊化)、枸杞子各120g,羊肾(去筋生打)10对,杜仲(盐水炒)、菟丝子各240g,核桃仁100个,猪脊髓10条(去筋),共研细末,用鹿角胶把上述材料做成丸剂。每服12g,温酒送下。海参也可以用来治疗虚火燥结,取海参和木耳,放在猪大肠中煮食。若用来治疗休息痢,则用它煎汤,每日服用即可。休息痢指的是时止时发、长久不愈的痢疾,具体表现为长期或者反复性发作的腹部隐痛、里急后重、粪质稀烂或便中带血,西医学的慢性痢疾等疾病可参考休息痢的治疗。

《本草纲目拾遗》中记载了一个关于海参入药的故事。杭州地区有个医生叫盛天然，曾到青山里出诊，患者是位女性，七窍流血，面如白纸，不省人事。他询问患者的丈夫，得知患者在数天前受过一场惊吓，先前诊治过的医生都束手无策。盛天然认为这个病是因为正赶上酷暑天及大旱，患者感受了燥烈之气后血上下散出导致的。搞清楚病情后，盛天然赶忙请人取一斤烧酒，提一桶泉水，然后将患者扶坐在床边，把患者的双脚放在桶中，先用烧酒淋洗小腿，接着把双脚泡在桶内。过了一顿饭的时间，血暂时止住了，人也苏醒了过来，面色见了些粉。盛天然马上叫人寻来壮年乳妇的乳汁让患者饮下，再把半斤海参切成片并烘焙干，研成细末，嘱咐家人每日送服三次，每次三钱。为什么要用海参呢？因为海参能生百脉之血，如果失血过多，就必须应用海参来补。海参入药后，生血之力比当归、芍药还要强一点。

第四节　平肝息风羚羊角

羚羊角是赛加羚羊的角。在我国医药史上，羚羊角的使用历史已经有两千多年，在《神农本草经》中就有记载。

羚羊角味咸，性寒，具有平肝息风、清肝明目、散血解毒的功效，主要用于肝风内动、惊痫抽搐、妊娠子痫、高热痉厥、癫痫发狂、头痛目眩、目赤翳障、温毒发斑、痈肿疮毒的治疗。一般取羚羊角 1～3g，煎煮两个小时以上，或者研成粉末服用，每次服 0.3～0.6g。脾虚慢惊患者不能服用羚羊角。无火热证的患者也不适宜使用羚羊角。

近代著名医学家张锡纯在《医学衷中参西录》中记录了一则关于羚羊角的医案。有一个六岁的小孩子出了麻疹，突然大喘不止，精神恍惚，肢体不宁，疹出不畅，有紫痕，诊断为毒火内攻、肝风已动，需要息风、清

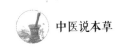

火、托毒外出。他想到只有羚羊角有这些功能，而且煎煮出来的汤药就像是清水一般，小孩子喝起来也不会太困难，于是连忙取羚羊角三钱煎汤，小孩子喝下后没过多久症状就得到了缓解。现代药理学研究表明，羚羊角有镇静、镇痛、解热、抗惊厥、抑制神经系统的作用。

羚羊角是治疗惊痫、抽搐等的第一要药。想要羚羊角发挥最佳的药效，还需要和其他药物搭配使用，比如在治疗壮热神昏、手足抽搐、小儿癫痫的时候，配伍钩藤能够增强平肝息风、清热定惊的作用；治疗肝火上炎导致的头痛、头晕、目赤时，可以配伍石决明使用，羚羊角重在清肝火，石决明重在潜肝阳，二者相辅相成；治疗肝阳上亢导致的头痛、头晕、耳鸣等症时，羚羊角可以配伍夏枯草等，增强平肝息风的作用。

在治疗温热病时，羚羊角更是首屈一指。治疗温热病壮热、神昏谵语、狂躁的时候，羚羊角可以配伍犀角（可用水牛角代替入药）、黄连等，增强清热凉血的作用。

语文课本中有一篇脍炙人口的名作，叫作《斑羚飞渡》，高度赞扬了羚羊伟大的生命力，同时也对羚羊的生存现状表达了担忧。赛加羚羊2012年被列入世界自然保护联盟濒危物种红色名录，处于"极危"的层次。临床使用时，可以用山羊角代替。山羊角的作用近似羚羊角，药力稍弱，所以在用量上要明显大于羚羊角，一般用量为10～15g。

第五节　清热散毒水牛角

水牛是一种常见的动物，但是许多人可能不知道水牛角可以入药，更不知道水牛角有清热解毒的作用。其实，犀牛的角也有类似疗效，且作用更强。犀角在很多地方象征着尊贵、权力，也被很多国家制作成药材。但犀牛近百年来遭到大量猎杀，导致分布越发稀少。我国已全面禁止珍稀濒危动物入药，如犀角、虎骨等。中医学家经过不断的研究摸索，发现水牛角与犀角的功效类似，可以作为犀角的替代品入药。我们常说的水牛是指家养水牛，由于长期的人为狩猎，加上遗传基因杂化、环境污染等原因，野生水牛的栖息场所丧失殆尽，所有野生的亚洲水牛品种已全部成为濒危物种。

水牛角最早记载于南北朝时期"山中宰相"陶弘景所著的《名医别录》。这本书首次记录了许多药物，为中药学做出了非常大的贡献。水牛角微苦，性寒，有清热凉血、解毒定惊的功效。水牛角洗干净后，镑片或者锉成粗粉，可以用来治疗温病高热、神昏谵语、发斑发疹、吐血衄血、惊风癫狂。

水牛角与生地黄等组成的经典方剂清营汤具有清营解毒、透热养阴的功效，主治热入营分之身热夜甚、神烦少寐、时有谵语、眼睛一直睁着或者一直闭着等表现。它的药物组成如下：水牛角 30g（先煎），生地黄 15g，玄参 9g，竹叶心 3g，麦冬 9g，丹参 6g，黄连 5g，金银花 9g，连翘 6g，水煎服。

水牛角治疗温热病邪深入血分之高热、神昏谵语、惊风抽搐，可以用水牛角浓缩粉配伍石膏、玄参、羚羊角（可用山羊角代替）等药物；当治热病神昏或者中风偏瘫、神志不清时，可以配伍牛黄、珍珠母、黄芩等药；当治疗血热癫狂时，可以配伍石菖蒲、玄参、连翘等药。水牛角也能治疗血热妄行、斑疹吐衄，常配伍生地黄、牡丹皮、赤芍等药物。水牛角还能治疗痈肿疮疡、咽喉肿痛，可配伍黄连、黄芩、连翘等药物。

南北朝时期有一本记录名人趣事的小说集叫《世说新语》，里面记载了一则关于水牛的故事。晋代有一个叫满奋的官员，他身体虚弱，非常怕风。有一天，晋武帝司马炎召见他，他奉旨前来时发现北边的窗户好像没关，感觉有寒风吹在身上，被冻得瑟瑟发抖，脸色也很不自然。其实窗户那里有一片透明的琉璃屏风挡着，风根本吹不进来。司马炎笑道："你太怕

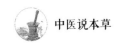

风了吧!"满奋回答:"我就像是害怕看到月亮的吴牛,看到月亮就喘得不得了。"吴牛就是家养水牛,这种牛非常怕热,喜欢跑到水中,一热起来就发喘,它看到月亮以为那是太阳,便会感到炎热并开始喘起来。满奋把怕风的自己比作怕热的水牛,倒也机智,称得上是"满分"回答。如此看来,水牛角药性寒凉,或许与它喜欢待在水里有点关系。

第六节　祛瘀通经穿山甲

穿山甲(现已禁止入药,下同)味咸,性微寒,有祛瘀通经、通下乳汁、消肿排脓的功效,主要有以下三个方面的用途:

首先,穿山甲能活血散瘀、通行经络,可以配伍当归、川芎、赤芍、红花等药治疗血滞经闭;可以配伍三棱、莪术等药治疗癥瘕痞块;可以配伍当归、川芎、羌活、防风等药治疗风湿痹痛。穿山甲与赤芍等可构成一清热解毒之剂——仙方活命饮。其组成如下:白芷、贝母、防风、赤芍、当归尾、甘草节、皂角刺(炒)、穿山甲(炙)、天花粉、乳香、没药各6g,金银花、陈皮各9g,水煎服,或者水酒各半煎服。此方具有清热解毒、消肿散结、活血止痛的功效。

其次,穿山甲有较佳的通下乳汁的功效,治疗产后乳汁不通时,可以研成细末,用黄酒送服。为了增强下乳的功效,穿山甲经常与王不留行配伍,即所谓"穿山甲,王不留,妇人服了乳常流"。如果用于产后气血两虚、乳汁稀少,可以配伍黄芪、当归等益气补血之药。

最后,穿山甲有消肿排脓的功效,在临床上常常配伍皂角刺、乳香、没药、金银花等药物,治疗痈肿初起、脓成不溃等。不过,脓成已溃的患者不能使用穿山甲。

穿山甲药力虽强,但是古人一直认为此药应尽量少用。药王孙思邈曾经在《大医精诚》中说:"自古名贤治病,多用生命以济危急,虽曰贱畜贵人,至于爱命,人畜一也。损彼益己,物情同患,况于人乎?夫杀生求生,去生更远。吾今此方,所以不用生命为药者,良由此也。"因此临床上尽量不使用动物药,只有在非用不可的情况下才可使用。

由于穿山甲被广泛猎杀作为食物和药物使用,该物种存活数量大幅减少。早在1990年中华穿山甲就被列入濒危野生动植物种国际贸易公约附录Ⅱ,后升至附录Ⅰ。穿山甲是我国国家重点保护野生动物(一级),已禁止使用入药。有医家认为可用猪蹄甲代替穿山甲入药。猪蹄甲在《神农本草经》中有相关记载:"主五痔,伏热在肠,肠痈,内蚀。"《本草从新》也说:"悬蹄甲,治寒热痰喘,痘疮入目,五痔肠痈。"

第七节　暗服阿胶不肯道

公元1211年始,蒙金大战爆发,战火渐至汴京(今河南省开封市)。覆巢之下焉有完卵,大量百姓流离失所。其中一个叫作白朴的年轻人在兵荒马乱中和母亲走散,幸得诗人元好问收留,带到山东聊城避难。白朴厌恶战乱,不愿入朝为官,专心于文学戏曲创作,后来与关汉卿、马致远、郑光祖一起被称为"元曲四大家"。他在聊城居住了很久,经常接触阿胶,对阿胶的药效非常了解。"阿胶一碗,芝麻一盏。白米红馅蜜饯,粉腮似羞。杏花春雨带笑看,润了青春,保了天年,有了本钱。"这首曲取材于白居易的《长恨歌》,讲述了唐明皇和杨贵妃的故事。阿胶一碗,芝麻一盏,是以缅怀岁月,保养天年。《全唐诗》中也有关于杨贵妃服用阿胶的描述:暗服阿胶不肯道,却说生来为君容。可见,早在唐代时人们就掌握了阿胶的服用方法。

阿胶是驴皮经煎煮、浓缩制成的胶块,味甘,性平,有补血滋阴、润

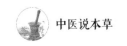

燥止血的作用。其主要有以下四个方面的应用：

第一是用来治疗血虚证。阿胶甘平质润，为补血要药，多用来治疗血虚导致的诸多病证。尤其是治疗出血导致的血虚，更加有效，可以单用阿胶，也可以配伍熟地黄、当归、白芍等，比如阿胶四物汤，即在中医经典补血方剂四物汤的基础上加阿胶组合而成。此方组成如下：阿胶（烊化）5g，川芎、当归、白芍、地黄各10g，水煎服。此外，阿胶还可以治疗气虚血少导致的心动悸、脉结代，多配伍桂枝、甘草、人参等，如炙甘草汤。

第二是用来治疗出血。阿胶平甘质黏，是止血的重要药物，可以单用阿胶炒黄，研为细末服，用来治疗妊娠尿血；也可用来治疗阴虚血热、吐衄，常配伍蒲黄、生地黄等药；还能治疗肺热咯血，配伍人参、天冬、白及等药，如阿胶散；也可治疗血虚血寒、妇人崩漏下血，配伍熟地黄、当归、芍药等，如胶艾汤；还能治疗脾气虚寒、便血、吐血等，配伍白术、灶心土、附子等药，如黄土汤。

第三是用来治疗肺阴虚燥咳。阿胶滋阴润肺，可以用来治疗肺热阴虚导致的燥咳痰多、咽喉干燥、痰中带血，配伍牛蒡子、苦杏仁等药，如补血阿胶汤；也可以用来治疗燥邪伤肺导致的干咳无痰、心烦口渴、鼻燥咽干，配伍桑叶、苦杏仁、麦冬等药，如清燥救肺汤。

最后是用来养阴、滋养肾水。阿胶能治疗热病伤阴导致的心烦失眠，常配伍黄连、白芍等药，如黄连阿胶汤；还能治疗阴虚风动、手足瘛疭，配伍龟甲、鸡子黄等药。

第八节　仙人蝉蜕几经年

蝉鸣是夏天的标志之一。人们因为蝉擅长"唱歌"，便称它为"音乐家""歌唱家"。世界上许多竖琴都用蝉作为装饰。

据说古希腊有两位名噪全国的音乐家，一个叫爱诺莫斯，另一个叫阿里士多。有一天，两位音乐家在雅典举行一场轰动全国的竖琴比赛。若论竖琴的演奏技巧，爱诺莫斯比阿里士多稍微强一点。爱诺莫斯正陶醉地弹奏着，突然，竖琴的琴弦断了。爱诺莫斯吓得浑身是汗，心想这比赛输定了。哪知这时候飞来一只蝉蹲在竖琴上，奋力地发出蝉鸣，正好衔接了琴声。爱诺莫斯急中生智，顺势配合蝉鸣演奏，模拟蝉鸣的声音而进行假动作演奏。他技术精湛，足以做到以假乱真，加上蝉鸣的特殊音色，他竟然赢下了这场比赛。为了感谢这只蝉，他便在竖琴上做了蝉形装饰。

中药蝉蜕就是蝉蜕掉的壳，也叫蝉壳、蝉衣、知了皮，具体来说就是一种叫作黑蚱的蝉科昆虫的壳。蝉蜕味甘，性寒，有疏散风热、利咽开音、透疹、明目退翳、息风止痉的功效。它主要应用在以下四个方面：

首先，蝉蜕擅长疏散肺经风热以宣肺利咽、开音疗哑，所以适合用来治疗风热感冒、温病初起，尤其是声音嘶哑或者咽喉肿痛的患者，更加适合使用蝉蜕。蝉蜕用来治疗风热感冒或者温病初起发热而头痛口渴的时候，常配伍薄荷、牛蒡子、前胡等药；治疗风热火毒上攻导致的咽喉红肿疼痛、声音嘶哑时，常配伍薄荷、牛蒡子、金银花、连翘等药。

其次，蝉蜕宣散透发、疏散风热、透疹止痒，用于风热外束、麻疹不透时，可以配伍麻黄、牛蒡子、升麻等药；当用来治疗风湿浸淫肌肤血脉、皮肤瘙痒时，常配伍荆芥、防风、苦参等药。蝉蜕与薄荷等能够组成一剂竹叶柳蒡汤，有透疹解表、解热生津的作用，主治痧疹初起透发不出等。其组成如下：西河柳 15g，荆芥穗 3g，葛根 4.5g，蝉蜕 3g，薄荷叶 3g，牛蒡子（炒，研）4.5g，知母（蜜炙）3g，玄参 6g，甘草 3g，麦冬（去心）9g，竹叶 3g，水煎服。

再者，蝉蜕擅长疏散肝经风热而有明目退翳的功效，可以用来治疗风热上攻或者肝火上炎导致的目赤肿痛、翳膜遮睛，常配伍菊花、白蒺藜、决明子、车前子等药。

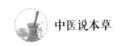

最后，蝉蜕擅长疏散肝经风热，又可以凉肝息风止痉，所以可以用来治疗小儿急慢惊风和破伤风证。治疗小儿急惊风时，配伍天竺黄、栀子、僵蚕等药；治疗小儿慢惊风时，配伍全蝎、天南星等；用来治疗破伤风证牙关紧闭、手足抽搐、角弓反张时，常配伍天麻、僵蚕、全蝎、天南星等药。

第九节　巧用地龙治疱疹

中药所说的地龙取自我们在生活中常见的的蚯蚓，最早记录在《神农本草经》中。

生地龙腥味太重，所以在入药之前需要进行炮制。地龙的炮制方法很多，有醋制、熬制、酒制、盐制等，其目的都是令地龙质地酥脆、去毒性、矫正臭味，便于煎煮服用。地龙味咸，性寒，有清热定惊、通络平喘、利尿的功效。

首先，地龙既能息风止痉，又能清解高热，所以适用于高热导致的狂躁、惊风、抽搐、癫痫等。治疗温热病热极生风、神昏谵语、痉挛抽搐时，可单用地龙煎服，也可以与钩藤、牛黄、僵蚕等息风止痉药同用；治疗惊风高热时，可以把地龙研烂，与朱砂一起做成丸剂服用；治疗高热、狂躁或者癫痫时，可单用地龙。

其次，地龙长于通经行络，可以用于多种原因引起的经络阻滞、血脉不畅之肢节不利等。地龙能够清热，所以可以用来治疗热痹之关节红肿、疼痛、屈伸不利，这时常配伍防己、秦艽、忍冬藤等除湿热、通经络药；也可以用来治疗风寒湿痹之肢体关节麻木疼痛、屈伸不利等症，多配伍川乌、天南星、乳香等药；治疗气虚血滞之中风后经络不利，出现半身不遂、口眼㖞斜等症时，常配伍黄芪、当归、川芎等药。

再者，地龙能够清肺热平喘，治疗邪热壅肺、肺失肃降导致的喘息不止、喉中哮鸣时，可单用地龙研末服用，也可以配伍麻黄、石膏、苦杏仁等药。

最后，地龙能清热结、利水道，治疗小便不利或者尿闭不通时，可以单用地龙，也可以配伍车前子、木通、泽泻等药。

地龙和乳香等药可组成安息香丸，可以用来治疗手足鼓颤、心寒面青、时气瘴疫，其组成如下：安息香（研）0.8g，乳香（研）0.8g，枫香脂（研）15g，地龙（去土，炒，捣为末）15g，桃仁（汤浸，去皮尖双仁，研）2～7枚，没药（研）0.8g，核桃仁（研）3枚。这些药物研成细末，酒煎为丸。每次服用一丸，用温酒化下。

相传宋太祖赵匡胤登基后不久，患上了"缠腰蛇丹"，还犯了哮喘。缠腰蛇丹是一种疾病，指皮肤生水疱红肿，如同一串珠子，大多缠着腰背而发病，所以叫这个名字。面对皇帝的重病，太医们都没有办法。后来，一位医官推荐了来自洛阳的一位外号为"活洞宾"的大夫来给赵匡胤看病。

皇帝问他："你能治好吗？"

活洞宾观察一番，说："能治好，我有一个秘方，抹几天就好了。"

皇帝问："这么多太医都治不好，你有把握？"

活洞宾说："如果治不好，情愿被杀头。"

皇帝点头答应。

活洞宾打开他的药罐，取出几条蚯蚓放在玉盘里，撒上蜜糖，没多久蚯蚓就变成了液体。活洞宾把溶液涂抹在皇帝的水疱上，皇帝顿时感觉十分清凉，心情大好。活洞宾又端了出一盘药给皇帝服用。

皇帝问："这是什么药？"

活洞宾担心说是蚯蚓皇帝不肯喝，于是说："这叫地龙，皇上是真龙天子，以龙补龙，对皇上的病自然奏效。"

皇帝此时已对活洞宾非常信任，于是喝下去了。七天之后，皇上的病

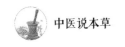

好了。

"匡胤喜得活洞宾，蜂蜜蚯蚓治疱疹"，说的就是这个故事。

第十节　补肝益肾鹿茸角

传说从前有个猎户家庭，一家人以打猎为生。家里有三兄弟，老大尖酸刻薄，老二吝啬狡诈，老三忠厚老实。有一天，三人一起去森林打猎。森林里很危险，老三勇敢地走在最前面，老二胆小于是走中间，老大害怕所以跟在最后面。正走着，森林里突然发出一阵异响，大家都以为是老虎。老大老二吓得躲在大树后面，只有老三勇敢无畏。他发现是一只小鹿，弯弓射箭，射中了它的脑袋。老大老二发现是鹿而不是老虎，于是冲过来各自朝鹿补射了一箭。这时老大提议把鹿分成三份，一人一份。三人都没有意见。老大说："射到哪里，就分哪里。我射中了身子，我要身子。"老二说："我射中了腿，我要四条腿。"老三这才发现上当了，因为他射中了头，只能要头。鹿头上没多少肉，只能用来煮汤。但他为人大方，即使是煮的汤，也拿出来分给左右邻居一起品尝。几天后，老大老二没什么变化，喝了鹿头汤的人却个个感觉全身发热，手脚有力，人也变得强壮了。村里的老人猜测是鹿角的缘故，经过几次试验后，人们发现它的确有滋补身体的作用。因为是小鹿角上长着的茸毛，所以大家把它叫作"鹿茸"。

我们中药里的鹿茸是梅花鹿或者马鹿的雄鹿尚未骨化的密生茸毛的幼角，味甘咸，性温，有补督脉、助肾阳、生精髓、强筋骨的功效。它是一味"补督脉"的要药，几乎所有相关的方子中都会用到鹿茸。它适用于肾阳不足、精衰血少、骨软行迟等，可以单独服用，也可以配伍熟地黄、山茱萸、菟丝子、肉苁蓉、巴戟天等药；它能够补益肝肾、调理冲任、固摄带脉，用来治疗崩漏带下等虚寒之证时，可配伍阿胶、当归、熟地黄、山茱萸、山药、白芍、乌贼骨等药；此外，鹿茸还有补气养血、内托升陷的的功效，能用于慢性溃疡经久不敛、阴性疮肿、内陷不起等的治疗。

鹿茸是一味名贵中药，一般泡成鹿茸酒来饮用。取鹿茸 15g 去皮切片，干山药 30g 研为细末，这两味药用绢布裹住，用白酒 500mL 浸泡七日，然后喝酒，每日服用适量。酒喝完之后将鹿茸焙干，留作补药服用。

中国人民共和国成立后，梅花鹿被列为国家一级保护野生动物，马鹿被列为国家二级保护野生动物，现已禁止非法猎捕、贸易等。

第十一节　接骨疗伤土鳖虫

我们常听到的中药里的"土元"，有土地之元气的意思，它其实指的昆虫地鳖或冀地鳖的雌虫干燥体，是中药"土鳖虫"的别名。这种昆虫经常在老式土质住宅的墙根土里活动，是一味市场上紧缺的药材，国内外对土鳖虫的需求逐年提高，而随着自然环境的破坏，野生土鳖虫的数量也越来越少。

相传在明代，朱某在江南小镇上开了一家武馆。在他武馆学武的人，但凡伤筋动骨，只要服用了他的药粉，都能很快痊愈，继续练武。有一位杨姓医生听说了这件事，特地登门请教。朱某知道杨医生妙手仁心、医德高尚，便告诉了他方子的秘密。原来朱某幼年时家境贫穷，父母早逝，和祖父相依为命。祖父在一家油坊打工，有一天祖父不小心从高处摔下来，腿骨都摔断了，没法走路。油坊的雇主嫌弃他是个累赘，不仅不给医治，还把他丢到油渣棚内自生自灭。他没有东西吃，十分绝望。好在棚内生长了许多土鳖，没有办法，只好靠吃土鳖为生。过了一个多月，他的腿伤居然好了，行走如初。于是他意识到土鳖有接骨疗伤的功能，后来凡是碰到有人患骨伤，他就应用土鳖治疗。多年下来，他对土鳖的运用更是炉火纯

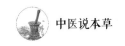

青，临终前把土鳖的秘方传给了朱某。

土鳖虫味咸，性寒，有小毒，有破血逐瘀、续筋接骨的功效。土鳖虫能活血消肿、止痛、续筋接骨、疗伤，是伤科的常用药，多用于骨折筋伤、瘀血肿痛，可以单用土鳖虫研末调敷，或者研末用黄酒冲服。临床上与自然铜、骨碎补、乳香等药同用，如接骨紫金丹。接骨紫金丹的组成如下：硼砂、乳香、没药、血竭、大黄、归尾、骨碎补、自然铜、土鳖虫各 3g，这些药物研成细末，用米酒热调服下，有祛瘀消肿、接骨疗伤的功效，主治跌打损伤、骨折肿痛、瘀血攻心。土鳖虫治疗骨折筋伤后期筋骨软弱时，常配伍续断、杜仲等药。土鳖虫还能破血逐瘀而消积通经，常用于治疗经产瘀滞之证及积聚痞块。用来治疗血瘀经闭、产后瘀滞腹痛时，常配伍大黄、桃仁等药；治疗干血劳、经闭腹满、肌肤甲错时，常配伍大黄、水蛭等药；治疗积聚痞块时，常配伍柴胡、桃仁、鳖甲等药。

第十二节　东方自信出僵蚕

现代作者吴潜智、何焰编著的《趣味中医》中记载了这样一则医林笑话。从前，和尚、道士和郎中与大队人马一起坐船过河，船到河中央时，突然刮起了大风，渡船在风浪中颠簸不止，所有人都吓得大叫，乱成一团。船夫请求和尚、道士帮助止住恶风，保住大家性命。在二人之后，郎中说道："防风，僵蚕，天麻，乌梢蛇……一齐上阵！"众人疑惑不解。郎中笑道："它们都是止风的药哇！"众人无不大笑，也都没那么紧张了。

其实，僵蚕真的是治疗风邪的药。它是家蚕幼虫感染白僵菌而发病僵死的虫体，味咸、辛，性平，有息风止痉、祛风止痛、化痰散结的作用，主要有以下三个方面的应用：

第一，僵蚕息风止痉，并且有化痰的功效，主要用于痰热壅盛导致的惊痫抽搐，常配伍牛黄、黄连、胆南星等药；也能治疗脾虚久泄、慢惊抽搐，此时可配伍党参、白术、天麻等药。

第二，僵蚕能疏散风热，可以治疗风热上受引起的头痛、目赤等症，此时配伍桑叶、菊花、荆芥等药；还有解毒利咽的功效，所以适合用于咽喉肿痛，此时配伍玄参、连翘、板蓝根等药。

第三，僵蚕能疏风止痒，所以也用来治疗风疹瘙痒，常与蝉蜕、薄荷等配伍，对于痰涎结聚导致的瘰疬结核有化痰消散的作用，常与贝母、夏枯草等同用。

《太平圣惠方》中记载了由僵蚕等药构成的白僵蚕散一方，有祛风行滞的功效，主治妊娠中风、口噤、心膈痰涎壅滞、言语不得、四肢强直。其组成如下：僵蚕（微炒）、天麻、独活各30g，麻黄（去根节）45g，乌犀角屑（现已禁止使用）1.6g，白附子（炮裂）、藿香、天南星（炮裂）、半夏（汤浸七遍，去滑，以生姜15g去皮，同捣令烂，焙干）各15g，龙脑（研入）3g。将这些药物研成细粉，用生姜薄荷汤调和服下，每次服用3g。

第十三节　最是有情紫河车

紫河车，如果仅从名字来看，很多人会觉得它是一株美丽的植物，其实，它是健康的产妇生下孩子后留下的人体胎盘，首载于《本草拾遗》。李时珍在《本草纲目》中记载："儿孕胎中，脐系于胞，胞系母脊，受母之荫，父精母血，相合生成，真元所钟，故曰河车。虽愚后天之形，实得先天之气，超然非他金石草木之类可比。"通过《本草纲目》的记述，我们就可以明白紫河车为什么可以益气养血、温肾补精了。

古时候，紫河车被认为是延年益寿之品。相传秦始皇对长生不老的追求十分迫切，几次下海寻仙都未得其果。40岁时秦始皇沿渤海湾东行，巡

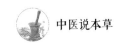

视京都海疆,有人说妇人产子包衣皆为精气所成,食之则长生不老,秦始皇听后便命人烹饪而食之。清代慈禧太后也喜用胎盘入药,她觉得胎盘有美容养颜,永葆青春的功效,且所用的还是足月头胎的男婴胎盘,她觉得这样才能将胎盘的作用发挥到最大。慈禧在年过半百之时请西方的画师为她画像,竟未见岁月的痕迹,皇宫中的人都相互议论,认为太后是食用了紫河车才使得容颜未老,青春永驻。慈禧听了宫人们的议论之后,更是自信,长年累月地食用紫河车。

中医学认为,紫河车性温,味甘咸,有补气、养血、益精等功效,《本草纲目》中还记载紫河车可以治疗癫痫失志。清代医学家俞震的《古今医案按》中记载,有一名女子因忧思过度变得疯疯癫癫,时而裸体在大街上走动,时而癫笑,时而又痛哭不止,吴荽山用紫河车二具治疗,女子竟然痊愈,调理百日后完婚,还于第二年生下了健康的孩子。

经过现代医学研究发现,胎盘中的物质比较复杂,可以有效提高免疫力及提升抗感染的能力,还可促进乳腺、子宫、睾丸等性器官的发育,对贫血的患者也有非常好的疗效。例如,取紫河车30g,大枣10枚,枸杞子15g,水煎服,每日1剂,可用于贫血的治疗。

虽然紫河车可以补气养血,但是也不可以随意食用,比如有表邪或属实证的患者不宜使用,因此要严格按照临床医生的指导应用紫河车。另外,胎盘的选择也十分重要,比如发霉及不干净的胎盘都不能食用,非健康状态的孕妇产下的胎盘也不可食用,即使是健康的孕妇,如果胎盘不是经产道分娩出来的,这种情况下也不应食用。在胎盘加工的过程中,要进行严格进行杀菌处理,这样才能有效杀死胎盘中的病原微生物。

第十章
深山出矿药，疗效更独到

矿物类中药也是临床常用的药物，在《本草纲目》中记载的矿物类药物就有一百六十余种，主要包括原矿物药，如常见的朱砂、炉甘石等；还有动物的骨骼或者骨骼化石，如龙骨等。经过现代工艺的加工，许多矿物原料的加工品也可入药，如芒硝、轻粉等。不同的矿物药，其作用也不同，有的可以清热解毒，有的可以安心宁神。不同的药物也有不同的禁忌，应严格遵照药物配伍禁忌使用。

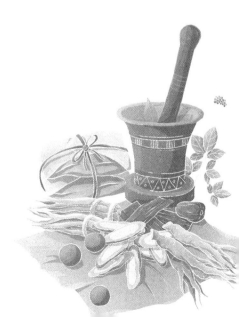

第一节　名医救子用石膏

中药不仅包括草药，还包括矿物药，比如这里要说的石膏，就是常用的矿物药之一。

近代名中医张锡纯的儿子在七岁时得了风寒，身上大热。他给孩子用了许多药都不奏效，孩子也不愿意喝药，喝了就吐。张锡纯非常着急，想来想去，想到了生石膏这味药正好对应儿子的症状。但是他不敢用生石膏，因为历代医家都说生石膏是大寒之药，很多药书上记载的药性也是大寒，他担心小孩子受不了。后来他想起一句话叫作"有是证则用是药"，意思是有了这个证候，就该使用对证的药物，不管这味药是不是很"霸道"。眼见孩子病得越来越重，他只好咬牙用了生石膏 30g 煎汤。他非常担心，于是小心翼翼地分三次给孩子服用。用药之后，他发现孩子的饮食增加，没有任何脾胃受寒的迹象，病情有所好转。于他又回去翻阅《神农本草经》，发现书中记载生石膏的药性为微寒，与后世医书所载稍有不同。此后，张锡纯临证最有心得的一味药就是生石膏了。

石膏是硫酸钙矿石，有清热泻火、收敛生肌的功效。

生石膏能用于温热病之肺胃大热、高热不退、口渴烦躁、脉洪大等。它适用于肺胃实热证，常与知母相须为用，以增强清里热的作用，比如白虎汤，其组成如下：石膏 50g，知母 18g，炙甘草 6g，粳米 9g。这首方剂有清热生津的作用，用来治疗大烦大渴、大汗出、脉洪大。石膏清热泻火能力很强，配伍玄参、牡丹皮、赤芍、鲜地黄、板蓝根等凉血解毒的药物，可以用来治疗温病高热、身发斑疹。石膏也能清泻胃火，可以配伍知母、牛膝、生地黄等药治疗胃火亢盛引起的症状。石膏还能清泄肺热，可以治疗邪热袭肺引起的身发高热、咳嗽、口渴欲饮等症，常配伍麻黄、苦杏仁

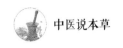中医说本草

等止咳平喘药。

石膏煅用后有清热、收敛、生肌的作用，可以用来治疗湿疹、水火烫伤、疮疡溃后不敛及创伤久不收口，常配伍红粉、黄柏、青黛等药。不过，生石膏煅用之后多为外用，千万不要内服。

第二节　硫黄硝石黑火药

中国古代有四大发明，分别是火药、指南针、造纸术、印刷术，硫黄就是火药的主要成分之一。我国医学家们早早地便发现了硫黄和硝石的药用价值，而炼丹家们对它们尤为重视，试图利用它们炼制"长生不老药"。炼丹家在长期炼药过程中，发现硫黄和硝石的混合物可产生爆炸燃烧现象。尤其是晋代炼丹家葛洪，对火药的发明更是起到了积极作用。

到了唐代，人们对火药的研究更进一步。炼丹家对于硫黄、砒霜等具有剧毒的矿物质药物，在使用之前都会用灼烧的方法进行炮制，这个过程被称为"伏火"，意思是降伏药物毒性，使毒性降低。药王孙思邈曾发明丹经内伏硫黄法：取硫黄、硝石各二两，研成粉末，放在砂罐内，砂罐放入土坑中和地面持平，四面用土填实，用三个没被虫蛀过的皂角点燃放进锅里。这时硫黄和硝石粉就能燃烧起火，等焰火消失，再用木炭来炒，炒到木炭消去三分之一时便退火，趁还没冷却取出混合物。这就是给硫黄伏火的全过程。后来一位叫清虚子的炼丹家发展了孙思邈的伏火矾法，把三个皂角换成三钱半马兜铃，成功炼制出了原始黑火药。

硫黄也叫"天生黄"，由自然硫经采挖后加热熔化，除去杂质而得，或者由含硫矿物经加工制成。硫黄呈黄色或者略呈黄绿色，有脂肪光泽，经常有许多小孔，用手在耳边紧握硫黄可以听到轻微的爆裂声，有特异的臭气。硫黄可以与豆腐一起煮，当豆腐成黑绿色时，取出硫黄漂净，阴干，

此时的炮制品叫作制硫黄。每100kg硫黄，用豆腐200kg。

生活中常把硫黄加工成胶悬剂用于防治病虫害，它既对人畜无害，又能保护农作物。

硫黄在用于治病时可内外两用。内服可以补火助阳通便，取1.5～3g炮制后入丸剂，用于阳痿、足冷、虚喘、冷哮、虚寒便秘等；外用可以解毒杀虫疗疮，用来治疗疥癣、秃疮、阴疽、恶疮等。孕妇应谨慎使用。

硫黄可以用来制作脚癣粉，其组成如下：轻粉120g，升华硫黄120g，滑石90g，熟硼砂90g，白矾24g，樟脑24g，冰片6g。这些药物研成细末，有解毒杀虫、干燥止痒的作用，可以治疗足癣、股癣，用时直接把药物干撒在患处即可。

第三节　鼎内朱砂烹炼就

医圣张仲景一生行医，遵循"勤求古训、博采众方"八个大字。他除了博览群书从先人撰写的书籍里学习知识，还四处寻找民间医生收集医书心得和有效药方。

传说张仲景的老家南阳有一位名医叫作沈槐，七十多岁，尚无子女，一身医术后继无人，十分忧愁，慢慢地就愁出病了，谁都看不好，病情也越来越严重。张仲景前去探望，得知他的病情后开了一个药方。这药方非常奇怪：用五谷杂粮各一斤，搓成团，外用朱砂涂抹。张仲景把做成的五斤重的巨大药丸送给沈槐，让他一顿吃完。沈槐看到如此胡闹的药方和如此庞大的药丸，忍不住哈哈大笑，心想声名远扬的医圣原来是浪得虚名！他把药丸挂在屋檐上，每看到一个人就讲一遍张仲景的奇怪药丸，说一次笑一次。慢慢地，他的病居然好了。这时候他才明白，张仲景是为了逗他开心，故意做了这么个稀奇古怪的药丸。沈槐感激于张仲景的良苦用心，

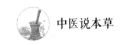

又佩服张仲景的机智,所以邀请张仲景来家里做客。张仲景劝沈槐,医术是用来治病救人的,虽然没有直系后代,但还有很多后辈可教,何愁后继无人。沈槐很有感触,把他的医术都传授给了张仲景和其他年轻大夫。

其实,如果沈槐吃了这药丸,对他的病情也会有点好处。因为朱砂本身就有重镇安神的作用,能够镇定心神,适用于各种神志不安的病证,如心火亢盛导致的心烦不寐,可以配伍黄连、磁石等清心安神药治疗;治疗高热神昏时,可以配伍牛黄、麝香等清热开窍药;还能治疗痰热惊痫,配伍天竺黄、胆南星等豁痰定惊药。此外,朱砂还能治疗血虚心悸失眠,可以配伍丹参、生地黄、当归、柏子仁等养血安神药。

朱砂与黄连、生地黄等能组成朱砂安神丸,其组成如下:朱砂0.3～0.5g,黄连(去须净,酒洗)15g,炙甘草15g,生地黄6g,当归8g。现代用法是把以上药物研为细末,炼蜜为丸,每次服用6～9g,临睡前温水送服,有镇心安神、清热养血的作用,主治心火亢盛、阴虚不足证。

朱砂还有解毒功能,能够和雄黄、山慈菇、麝香、千金子等药物同用,外涂治疗疮毒肿痛;配伍冰片、硼砂、玄明粉等药,可治疗口舌生疮、咽喉肿痛。一般取朱砂0.1～0.5g入丸剂或者散剂,外用适量。

朱砂含有硫化汞,不能多服、久服,以防汞中毒,阴虚、脾弱者也不适宜服用。

第四节　端午佩香饮雄黄

民间认为雄黄可以克制蛇蝎等毒虫,还有"喝了雄黄酒,百病远远丢"的说法,认为雄黄可以避邪,因此人们有在端午节饮雄黄酒的习俗。民间传说《白蛇传》中白素贞正是因为喝了雄黄酒而现出原形。成书于约公元前2世纪的《淮南万毕术》中有记载:"夜烧雄黄,水虫成列。水虫闻烧雄黄臭气,皆趣火。"可见人们在很早就开始用雄黄来灭虫。

其实雄黄是一种含二硫化二砷的矿物,味辛,性温,有解毒、杀虫的功效。

雄黄能治疗疮毒,可以配伍朱砂等药用于外敷,或者制成丸剂内服。如果被虫蛇所咬,可以配伍五灵脂研成细末外敷。雄黄还能驱杀蛔虫等肠内寄生虫,可以当作驱虫药内服,常配伍苦楝皮、槟榔、牵牛子、大黄等药。雄黄还能治疗疥癣,此时可配伍轻粉、大风子等药外涂。此外,雄黄还可以与常山等药同用治疗疟疾。很多地区用雄黄与艾叶、苍术、白芷等药一起制作烟熏剂,可用作房舍、畜厩的消毒剂。

雄黄和朱砂等药可组成红灵丹,其组成如下:雄黄、朱砂、礞石、硝石、硼砂各18g,麝香、冰片各0.6g,佛金40张,可以用来治疗感冒伤风、伤寒伤暑等。

古代人在炼制丹药及处方用药的过程中,逐渐对雄黄有了更深入的了解。需要特别注意的是,雄黄有毒,临床使用剂量较小,一般入丸、散剂,不能长期服用,以免出现蓄积性中毒,要严格在专业医生的指导下服用。

第五节　收敛吸湿炉甘石

在日常生活和影视剧中,经常会听到这样的事情:某人因为伤心过度,流泪太多,把眼睛都哭坏了!事实上,眼睛哭坏这个描述有些夸张,但是哭得太多,的确会影响眼睛的健康。

相传有位老太太,丈夫早年因病去世,只剩一个儿子相依为命。但是苍天不公,半年前儿子外出时遭遇山体滑坡被掩埋致死。老太太伤心欲绝,终日以泪洗面,连路都看不清了。她的邻居见她可怜,便带着她一起去看医生。

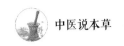

医生观察老太太，见她上眼皮红肿溃烂，流泪不止，余无大碍，便已心中有数。他让老太太和邻居暂且休息，自己从屋子里取出一块石头，对老太太说："它叫'干石'，专门用来收集您这种因为伤心流出的眼泪，用了以后就不会再流泪了。"说完，他把石头研成细末，加水搅拌，把上层的浑水倒出来后，再往残渣中加水，搅拌，然后把浑水倒出来。如此反复多次，最后把浑水收集起来，用罐子装好，嘱咐老太太每日早晚取出一些来用它洗眼睛。

半个月后，老太太的眼睛果真好了，她提着两只老母鸡来答谢医生，感叹道："您可真是神医呀！"医生说："人们在哭泣流泪的时候，总习惯用手揉眼睛，这样会导致眼部感染。您的眼睛出问题，就是因为被感染了。我用的石头是炉甘石，能收湿、止痒、敛疮。您不要太伤心，村里的人都会照顾您的。"

炉甘石有去腐解毒、收湿退翳的作用，能够治疗目赤肿烂、目翳等症，可以配伍黄连、朴硝、硼砂、冰片等药制成眼药，用来治疗睑缘炎、结膜炎等症，并可治疗翳膜胬肉。炉甘石还有收敛吸湿的作用，能防腐敛疮，常配伍黄柏、滑石、青黛、石膏粉等药治疗湿疹及疮疡不敛、脓水淋漓等。

炉甘石和硼砂等药组成八宝眼药，其组成如下：珍珠、麝香、熊胆粉各9g，海螵蛸（去壳）、硼砂（炒）各60g，朱砂10g，冰片20g，炉甘石（三黄汤飞）300g，荸荠粉200g。使用时取少许点在眼角，每日2～3次，有凉血消痛、明目退翳的作用。

第六节　真契当如磁石铁

磁石，从名字来看很像我们生活中常见的磁铁，它们的共同点是具有吸铁能力。吸铁能力强的磁石叫作"活磁石"或者"灵磁石"，吸铁能力弱的磁石叫作"呆磁石"。将磁石放入烈火中煅烧，趁热的时候放到醋中淬酥，捣碎，再煅淬一次，取出晒干，研成细末，这种炮制后的磁石叫作"煅磁石"。煅磁石方便研成细末制成丸剂。磁石入煎剂时，一般取 15～30g，先煎。

先煎，是指汤药中某些药物在其他药物放入之前先行煎煮，比如磁石这样的矿物类药物，因为质地坚硬，有效成分不容易被煎出来，所以一般先煎煮 30 分钟，再放入其他药物一起煎。有的药物为了降低它的毒性也应该先煎，如附子、乌头等。

磁石味咸，性寒，有重镇安神、纳气平喘的功效。它常配伍朱砂来治疗神志不安、心悸怔忡、失眠、惊痫等各种心神不安的病证，配伍熟地黄、五味子等药治疗肾虚不能纳气引起的虚喘等病证。磁石与生地黄等药可组成滋生青阳汤，处方如下：生地黄 12g，白芍 3g，牡丹皮 4.5g，麦冬（青黛拌）4.5g，石斛 6g，天麻 2.4g，甘菊 6g，石决明 24g，柴胡（醋炒）2.4g，桑叶 3g，薄荷 3g，灵磁石（整块同煎）15g。水煎服，有滋阴潜阳、平肝息风的作用，用来治疗头目眩晕、肢节摇颤、如登云雾、如坐舟中。

磁石能够益肾潜阳，可以治疗肝肾阴虚、浮阳上越引起的头晕目眩等症，常配伍龙骨、牡蛎等药。磁石能养肾明目，可以治疗肾虚导致的目视不明，常配伍朱砂等药。磁石还有养肾之功，能治疗肾虚引起的耳鸣、耳聋等症，常配伍熟地黄、山茱萸、五味子等药。

磁石和朱砂相比，磁石重镇安神的功效不如朱砂，但是能够潜阳纳气，这是朱砂没有的功效。

第七节 滑石甘草六一散

滑石这个名字可能很多朋友比较陌生，但是我们在夏天经常会用到它，

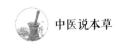

比如孩子长了痱子，家长们常常会给擦上痱子粉。传统中药方剂六一散外用时就有类似痱子粉的作用。六一散的组成非常简单，只有滑石和甘草，二者按照6∶1的比例，取滑石180g，甘草30g，研成细末，每次服用9g，包煎，或者温开水服下，每天服用2～3次。所谓包煎，是指将方子中的某些药物用纱布包好再用水煎。六一散可以内外两用，内用治疗感受暑湿所致的发热、身倦、口渴、泄泻、小便黄少，外用可治痱子。此方相传是由金代名医刘河间所创。

公元1147年，金熙宗封尚书右丞相韩企先为濮王，赐宴三日。宴席还没结束，韩企先就得了一种怪病，发热、口渴、烦躁不安、小便不畅、大便泻痢。韩家人四处求医，金熙宗也安排太医前来诊治，但是用了一百来剂药后，韩企先的病势还是有增无减。万般无奈之下，韩家人在城门悬榜求医。

当时二十多岁的刘河间正在京城内购置药品，也看到了榜文。此时的刘河间一来初出茅庐无所畏惧，二来有信心治好此病，三来素闻韩企先是个有才华的贤臣，一直想要拜见，于是他揭了榜文，走进王府为韩企先治病。

一番望闻问切后，刘河间还有些疑问："王爷可有心烦、口渴、头晕、少气、多汗的症状？"

韩企先非常痛苦，一直闭着眼，听到刘河间的询问才点点头。

刘河间又问："可有恶心、泄泻、胸闷、纳呆、倦怠、身重？"

韩企先还是点点头。

刘河间又问了一些问题，终于搞清楚了病情。韩企先所患属暑湿，其他医生不敢用寒性的药物，所以救治无效。随后举笔写下一方，用滑石六两、甘草一两研为细末。滑石能解肌清热，行水而利湿，甘草能泻火和中，配伍起来就能清暑利湿。刘河间开了三剂药，韩企先照着服用，三剂药后小便果然通畅了。韩企先邀请刘河间为官，但是刘河间拒绝了，只讨要了医书若干,继续用心行医。

滑石性寒,能清热利窍,是清热利水、通淋的常用药物,临床上用于小便不利、淋漓涩痛等,常配伍车前子、木通等药;也能用于治疗湿热引起的水泻,常配伍茯苓、薏苡仁、车前子等药。此外,滑石还能清暑渗湿泄热,可以用来治疗暑热病证,配伍甘草、鲜藿香、鲜佩兰等药;也可以用来治疗湿温胸闷、小便短赤,常配伍薏苡仁、通草、竹叶等药。滑石外用能清热收湿,治疗湿疹、痱子,多配伍石膏、炉甘石等药。

第八节　内外两用西月石

硼砂可以用作清洁剂、化妆品、杀虫剂,还可以用来配制缓冲溶液,用途很广。硼砂还常被用在玻璃和搪瓷制造业中。在玻璃中,硼砂可以增强紫外线的透射率,提高玻璃的透明度和耐热性。在搪瓷制品中,硼砂可以让瓷釉不容易脱落并且富有光泽。硼砂也是制取含硼化物的基础原料,几乎所有的硼化物都可以用硼砂来制。通常情况下,硼砂易溶于水,不过市面上销售的硼砂往往已有所风化。

在医学上,硼砂可用于皮肤黏膜的消毒防腐,治疗氟骨症、足癣、牙髓炎、霉菌性阴道炎、宫颈糜烂、褥疮、痤疮、外耳道湿疹等。它在兽医兽药中也有所应用,可治疗鸡喉气管炎、山羊传染性脓疱病、猪支原体肺炎等。

中药硼砂是天然矿物硼砂经精制而成的结晶,味甘、咸,性凉,外用有解毒、清热的作用,内服有清肺化痰的功效,用于咽喉肿烂、目赤肿痛等。硼砂有良好的解毒作用,常和冰片、玄明粉、朱砂等一起研成细粉制成吹口药,用来治疗口疮、咽喉肿烂;也可以与冰片等一起制成点眼药,或者制成洗眼剂来治疗目赤肿痛。硼砂内服有清热化痰的作用,可以治疗热痰咳嗽，单用硼砂，或者与蛤蚧、瓜蒌、知母等同用。

硼砂还有个好听的名字，叫作月石，用时一般取1.5～3g入丸、散剂，外用适量，且以外用为主。

硼砂和许多药物组成接骨紫金丹，其组成非常简单：土鳖虫、乳香、没药、自然铜、大黄、骨碎补、血竭、当归、硼砂各3g。将上述药物研成细末放在瓷罐中即可。此方可以用来治疗跌仆损伤、发热昏晕等。

硼砂有一定毒性，世界多国禁止将其用作食品添加剂。人体如果摄入过多的硼，会引发多脏器的蓄积性中毒，所以我们在使用硼砂时，一定要多加小心，必须听从医生的专业指导。

第九节　儒医镇惊用龙齿

明代有个医生叫缪仲淳，医术高明，人称"虞山儒医"。他曾经碰到过一个奇怪的病例，那时有个人叫张璇浦，他的媳妇在生完孩子的第六天突然发狂，大喊大叫，去厨房拿起菜刀见人就砍，家人和一众邻居花了好大力气才把她制服。大家不知道这是什么原因，于是找缪仲淳请教。缪仲淳经过诊断，认为患者生孩子的时候流血过多，导致肝虚火炎。我们的肝藏血，如果血虚，就会影响到肝，而肝又是主管情志的，所以患者才会发疯。于是缪仲淳先让她喝下一杯童便，又开了一剂药，只见药方上写着龙齿、泽兰、生地黄、当归、牛膝、茯神、远志、酸枣仁等药，用水煎好后又加了一些童便。患者喝完之后很快就清醒了许多。这个方子叫作泽兰汤，专门用来治疗出血过多、肝虚火炎。

龙齿，指的是大型古代哺乳类动物比如大象、犀牛、三趾马等动物牙齿的化石，挖出来后除去泥土，敲去牙床，也称为"生龙齿"，一般分布在河南、山西、内蒙古等地。其中呈青灰色的叫作"青龙齿"，呈黄白色的叫作"白龙齿"。以不带牙床、吸湿性强者为佳，一般来说青龙齿的品质比较好。它们的主要成分是碳酸钙和磷酸钙。刷干净的龙齿在无烟炉火上煅烧红透后取出，放凉，则成"煅龙齿"。

龙齿有镇惊安神、除烦热的功效，主要适用于惊痫癫狂、心悸怔忡、失眠多梦等。生龙齿和煅龙齿的功效有所区别，生龙齿功专镇惊安神，煅龙齿则略兼收涩之性。

上述这些古代大型哺乳类动物的牙齿化石叫作龙齿，而它们的骨骼化石叫作龙骨。龙骨也有镇惊安神的作用，此外还能平肝潜阳、收敛固涩。龙骨是镇惊安神的常用药，用来治疗心神不宁、心悸失眠、健忘多梦，可以与石菖蒲、远志等药同用；也可用来治疗痰热内盛、惊痫抽搐、癫狂发作，需要配伍牛黄、胆南星、钩藤等化痰及息风止痉药。

龙骨有较强的平肝潜阳作用，常用来治疗肝阴不足、肝阳上亢导致的头晕目眩、烦躁易怒，多配伍代赭石、生牡蛎、白芍等滋阴潜阳药。

龙骨有收敛固涩的功效，可以治疗遗精、滑精、尿频、遗尿、崩漏、带下、自汗、虚汗等。当用来治疗肾虚导致的遗精滑精时，就与芡实、沙苑子、牡蛎等药配伍；当治疗心肾两虚之小便频数、遗尿时，常与桑螵蛸、龟甲、茯神等药配伍；当治疗气虚不摄、冲任不固导致的崩漏时，可以与黄芪、海螵蛸、五倍子等药配伍；当治疗表虚自汗、阴虚盗汗时，常与牡蛎、浮小麦、五味子、生地黄、黄芪等药配伍；当治疗大汗不止、脉微欲绝的亡阳证时，可以与牡蛎、人参、附子等药同用。

此外，煅龙骨外用有收湿、敛疮、生肌的功效，可以用来治疗湿疮流水、阴汗瘙痒，常配伍牡蛎研粉外敷；也可以用来治疗疮疡溃久不敛，常与白矾等份研末，外敷使用。

和龙齿一样，龙骨也分为生龙骨和煅龙骨。如果取平肝潜阳的功效，那么就用生龙骨；如果取收敛固涩的功效，那么就用煅龙骨。应用时一般取龙骨 15～30g，先煎。外用的话，取适量即可。

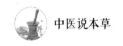

第十节 芒硝西瓜结成霜

芒硝首次收载于陶弘景的《名医别录》，在很多民族医药临床中都大展身手，在藏药中叫"亚伍恰拉"，在傣药中叫"借蒿"，在蒙药中叫"查森－疏"。

药用芒硝是由天然矿物芒硝经精制而成，主要含有十水硫酸钠，而失去了结晶水的物质叫作无水硫酸钠，称玄明粉，又叫元明粉，容易与芒硝混淆，切记注意区分。

芒硝味咸苦而性寒，功能润燥通便而泻实热，内服可以用来治疗实热积滞、大便干燥，常配伍大黄。使用芒硝时，一般取 6～12g，冲入药汁内或者开水中溶化后服用，不入煎剂。外用适量。孕妇不得使用芒硝。

芒硝和大黄经常同用，二者相须为用，可以增强泻热导滞的作用，如大承气汤、调胃承气汤、大陷胸汤等。其中大陷胸汤药物组成如下：大黄（去皮）10g，芒硝 10g，甘遂 1g。现代常用水煎，溶芒硝，冲甘遂末服用，有泻热逐水的作用。

芒硝外用能清热消肿，治疗痔疮肿痛，可以单用芒硝水煎，局部熏洗；也能治疗口疮咽痛，用芒硝、硼砂、冰片等外吹在患病处，可以起到清凉、消肿、止痛的作用。

芒硝还有一个很常见的用法是制作西瓜霜。西瓜霜的制备方法比较简单，把 5kg 的西瓜皮切碎，和 2.5kg 芒硝拌匀，装入黄沙罐，盖好挂在阴凉通风处，等到沙罐外见到白霜冒出，用干净的毛笔或者纸片刷下白霜，放在瓶中备用即可。西瓜霜是家庭常用药，有清热、消肿的作用，用来治疗咽喉肿痛及口疮等，外用吹在患病处。

第十一章
药材变饮片，九制化神奇

中药饮片是我国中药产业的重要支柱之一，中药材经过加工炮制而制成饮片，不仅方便携带、方便使用，还会更进一步地发挥药材的作用。在我国最早的医学著作《黄帝内经》中就有相关药物炮制的记载，南北朝时期我国出现了第一部关于炮制的著作——《雷公炮炙论》，其中记载了多种炮制方法，一直传承至今，为现代中药炮制学奠定了基础。"九蒸九晒"是常见的中药炮制方法，很多药物在九蒸九晒炼制之后，其药效更加显著且更易被吸收，比如将生地黄炮制之后即成为"熟地黄"，补肾效果更佳。

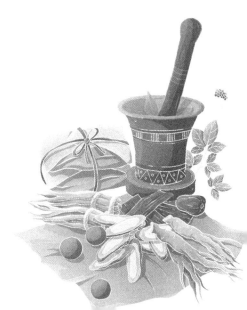

第一节　九蒸九晒合阴阳

"九蒸九晒"是药材经过反复多次蒸晒的炮制过程，古代又称"九蒸九曝""九制"，是一种有千余年历史传统的中药炮制方法，一般用以炮制较珍贵的药材，纠药材偏性或增加药物有效成分，从而更好地发挥药材的功效。"九蒸九晒"可谓是药材的一次历劫和蜕变。

"蒸"是将药物隔水蒸透"腐熟"加工的过程，"晒"是将蒸过的药物随即暴晒，蒸晒之间水火交融、阳光与水汽弥漫，恰使太虚混沌、氤氲之气流畅。大部分经过九蒸九晒的中药有入肾养元气的功能，借上天之水火融入人体水火之宅——肾，增加了入肾的效用。

"九"，不仅是一个准确的数字，也是反复多次的意思。"九蒸九晒"不仅指蒸晒的工艺，更在文化层面强调中药材采天地灵气的过程。用最纯粹的阳光和纯净的水来蒸晒那些本就吸收了天地精华的珍贵药材，这样纯粹的阴阳反复、循环处理，让阴阳二气和合循环，大大提升了药材的药性和功效。中药在反复蒸晒过程中才有量变到质变的飞跃，在技术操作层面达到"透心""塑型"的作用，通过炮制虽步骤繁多却必不敢减半点人工的考验。

许多九蒸九晒的药材是植物的根茎、果实类，反复"蒸透心"才能真正达到浸透、腐熟软烂、利于消化的效果，蒸后即刻曝晒，在阳光下雾化水湿之气才有化腐朽为神奇的功效。《黄帝内经》曰"时不可违，化不可代"，强调了把握天时机遇与物质自身转化的无可替代。

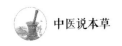
中医说本草

第二节　熟地用来百岁连

熟地黄，又叫熟地。大多数人都知道何为地黄，那么熟地黄是怎么来的呢？其实熟地黄是生地黄经过炮制加工而成的，也拥有了不一样的功效，可以更好地滋阴养血、填精益髓。因此，熟地黄在中药里有着相当重要的作用。

说起熟地黄，还有一段与药王孙思邈有关的传说。

相传药王孙思邈在101岁时，依旧身体康健，喜欢到各处游历。一天傍晚，他在一个河边小村闲逛时看见一位老人，左手捏着一只蜻蜓，右手捂着屁股，正在号啕大哭。孙思邈走近一看，发现老人的年龄比自己还大，于是询问道："老人家，为何大哭？"老人说："爷爷打我。"孙思邈大吃一惊，问老人今年多大年纪。"我刚过完365岁生日，昨天因为贪玩忘了吃熟地茶。"老人说完又伤心地哭了起来。

孙思邈好奇地问道："爷爷在哪里？"老人指着门口说："躺在蓑衣上数星星的就是。"孙思邈轻轻地走过去，发现那人看起来比刚才的老人年轻多了，旁边还坐着一个看起来年纪很小的姑娘，正用扇子为他打蚊子。

孙思邈问道："姑娘，请问你在给谁打蚊子呀？"小姑娘说："是我玄孙，脾气太差了，都是让我的老公公给宠坏了。"孙思邈感到更加好奇，便继续问道："那老公公在哪里？"小姑娘说："到河边捉鱼去了。"

孙思邈终于忍不住问道："能否请姑娘告知熟地茶为何？"小姑娘说："就是熟地黄加米熬的粥。春天可和胃降火，夏天可降温除烦，秋天可滋阴除燥，冬天可补血祛寒。我们每日必吃一碗。"

孙思邈听后感慨万千，向小姑娘讨了一包熟地黄。回家后，孙思邈根据地黄的特性及毕生所学，研制出了九蒸九晒熟地黄的炮制工艺。据说，此后孙思邈也每日喝一碗熟地粥，直至无病而终。

熟地黄的原植物叫地黄，临床使用较多的有鲜地黄、生地黄、熟地黄三种，均有养阴生津之功。不同的是，鲜地黄甘苦性寒，滋阴之力较弱，但长于清热凉血；生地黄甘寒质润，清热凉血之力若于鲜地黄，但养阴生津之力更强；而经过炮制的生地黄，也就是我们所讲的熟地黄，药性不再是寒的，而是味甘，性微温的，入肝、肾经，功专补血滋阴、填精益髓。

明代医家张景岳被称为"张熟地"，他认为熟地黄"味甘微苦，味厚气薄，沉也，阴中有阳""大补血衰，滋培肾水，填骨髓，益真阴"。熟地黄可与多种药物配伍使用，当归与熟地黄就是其中的一个常见的组合。当归具有非常好的活血功能，可使气血运行通畅，与熟地黄配伍使用，可以更好地活血益阴。

第三节　幽人只采黄精去

南北朝时期，战乱不断，许多百姓生活在水深火热之中。

相传南朝梁时有一对夫妻，生活艰辛，家无隔夜粮。丈夫经常把吃食让给妻子，长此以往，丈夫因为虚弱而病倒了，脉象越来越弱。妻子心如刀割，可连大夫也束手无策。妻子外出去找吃食时发现了许多黄色的草根，于是带回家煮给丈夫吃。过了几天，丈夫居然"起死回生"了。这件事传开后，人们纷纷讨论起这种黄色草根的神奇效果。

有一天，一个仙风道骨的老人到这对夫妻家里拜访，他就是被誉为"山中宰相"的陶弘景。陶弘景是修道之人，平时隐居在山中，因为学识渊博、通晓古今，梁国朝廷经常到山中来向他请教国家大事。他精通医药，著有医书《名医别录》。

陶弘景细细打听这种黄色草根治病的始末，并讨要了一些回去。通过

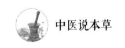

研究，发现它养阴补气的效果特别好，是一味良药。因为这味药颜色黄，药力强，如同吸收了大地之精华，于是取名为黄精。

一般处方中的黄精指的是制黄精，也就是药材蒸熟之后加酒、黑豆等辅料蒸晒切片后的炮制品，也叫作熟黄精。蒸晒的过程比较复杂，起码要反复蒸两三次，有的地方甚至要九蒸九晒。黄精的确是一味补益药，但是人的体质及所患病证各有不同，不能把黄精"当饭吃"。

中药黄精是百合科植物滇黄精、黄精、多花黄精的干燥根茎，味甘，性平。市场上按照味道可以分为甜黄精和苦黄精。服用时，一般取黄精 9～15g，煎服。它有补气养阴、健脾润肺、益肾的功效，临床上可用于脾胃虚弱、体倦乏力，常与党参、白术等药物配伍使用，也能用于肺虚久咳，这时常与北沙参、天冬、麦冬等药物配伍。另外，黄精还能用来治疗消渴及病后羸弱等。

黄精和其他补益药配伍使用效果更好，比如保元丹，其处方为：黄精 500g，枸杞子 120g，酒酿 2.5kg，黄酒 2.5kg。把材料放入罐中煮半个小时，每次饮一茶杯。汤药喝完后，药渣可以继续使用，加核桃仁、大黑枣各 240g，青州柿饼 500g，捣为丸，口服，有保养元气的药效。

黄精还用来做药膳——黄精炖猪肉！取黄精 60g，猪瘦肉 500g，精盐、料酒、葱、姜、胡椒粉、清水适量。以上原料处理干净后，用大火煮沸，再用文火炖至肉熟烂，调味即可。这道菜有补肾养血、滋阴润燥的功能，可以用来治疗肾虚精亏、肺胃阴虚、脾胃虚弱、病后体弱、产后血虚等。

第四节　乌发还看何首乌

大街小巷中的生发育发馆在做宣传的时候，都经常会提到何首乌，因为何首乌具有生发养发的效果。其实，何首乌也是一种名贵的中药材，对延年益寿有着重要的作用。

关于何首乌，在民间有一段神奇的传说。

相传在很早以前有一个叫何田儿的小伙子，骨瘦如柴，常年体弱多病，眩晕无力，为了治好自己的病，他经常外出寻找草药。一天，何田儿由于饥饿导致体力不支而晕倒在路上，被一位道士所救，于是拜其为师精心修炼道术，身体也逐渐转好。

一晃三十多年过去了，何田儿已五十有余，却未曾婚娶。一日，何田儿多饮了几杯酒，在小路上醉卧不醒，梦中见两株三尺余长的藤蔓交织在一起，反复交散。何田儿心中感到诧异，顿时酒醒，发现自己就躺在路旁的藤蔓之下，于是好奇地挖出藤蔓的根，发现形状大小、粗细、长短不一，于是带着这株植物准备下山去请教。

路上，何田儿遇见一位步履快捷、须发乌黑的长发老者，便问道："请问可知这是何物？"并将梦境说与老者听。老者说："这藤蔓确实令人奇怪，可我也不知为何物，形状看似有龙凤呈祥之兆，也许这是上天赐给你的神药，不妨试试。"

何田儿听后便回到家将这种根晒干研成粉，每日用酒送服。服了一段时间后，何田儿感觉自己日渐强壮。服了一年多后，何田儿发现自己的须发变得乌黑，容颜也变得润泽，似有返老还童之象。几年后。何田儿便娶了妻子，有了孩子。

后来，何田儿将此药的服法传授给儿子何延秀，又传给孙子何首乌。首乌服了此药后，体质强健，子孙满堂，据说在一百三十岁时须发仍旧乌黑，如年轻小伙子一般。村子里的人们见何家三代人都能活到百岁以上，便来请教首乌服了什么"长生不老药"。首乌拿出这种怪状块根介绍给乡亲，大家问药的名字是什么，首乌自己也不知道，于是人们就称它作何首乌了。

《本草纲目》中记载，首乌"养血益肝、固精益肾、健筋骨、乌髭发，为滋补良药，不寒不燥，功在地黄、天门冬诸药之上"。何首乌经过炮制后被称为制何首乌，不仅能使头发乌黑，还能强健筋骨、补肝肾、益精血，

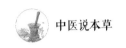

有延年益寿的功效。现代研究表明，制何首乌还可有效降低血脂、防治动脉硬化、降低心脑血管疾病的发病率。但是，何首乌也具有一定的副作用，因此应在专业医生的指导下合理使用。

第五节　老人肠燥肉苁蓉

历代医学家们都认为肉苁蓉是补肾良药，一些盛产肉苁蓉的地方的百姓更是把它当作食品制作菜肴，"刮去鳞甲，以酒净洗去黑汁，薄切，合山药、羊肉作羹"。相传到了明代，"虞山儒医"缪仲淳发现肉苁蓉还有润肠的作用，被后世医学家广泛采用。

据说从前有一位叫作唐震山的老人，耄耋老矣，白发苍苍，消瘦憔悴，前来找缪仲淳求医，自述胸口闷，大便不畅。缪仲淳诊断后发现是血枯引起的肠燥便结，于是给他开了一个方子，里面就有肉苁蓉。唐震山服用之后，果然大便变得通畅了，心情也变得畅快了。

一段时间后，唐震山旧病复发，没能找到缪仲淳，便去找了另外一位大夫。唐震山把缪仲淳的方子给他看，谁知这位大夫连连摇头，"肉苁蓉是温燥之品，吃了会上火，怎么可能会通便"，于是换了一个方子。唐震山服用之后，病情反而加重了，于是立刻放弃服用，还是继续服缪仲淳之前开的方子，果然药到病除。

后来这位大夫去向缪仲淳请教。缪仲淳说："唐震山年老力衰，精血不足，运化失常，所以肠燥便结。肉苁蓉能够补精填虚、滋阴润燥，所以能够治疗老人家的大便干结。"

肉苁蓉是一种寄生在沙漠植物梭梭根部的植物，以带鳞叶的肉质茎入药。中药肉苁蓉味甘、咸，性温，有补肾助阳、补益精血、润肠通便的功效。用时一般取 6～10g，煎服。过去因为炮制方法的不同，常有甜苁蓉、淡苁蓉等的区分，现在已很少如此划分。酒苁蓉炮制加工时需取净肉苁蓉片，酒炖或酒蒸至酒吸尽。

肉苁蓉能够用于肾虚阳痿、遗精早泄，配伍熟地黄、菟丝子、山茱萸等药；也能治疗腰膝冷痛、筋骨痿弱，配伍续断、补骨脂等药。肉苁蓉还能温润通肠，经常用于老年人、病后、产后津液不足导致的肠燥便秘，配伍火麻仁、柏子仁等药。

肉苁蓉性温而柔润，能够补肾助阳，和巴戟天这味药比较相似，都可以用于下元虚冷，二者经常配伍使用。不过它们也有区别，肉苁蓉益阴润燥，可以治疗津液不足的肠燥便秘；巴戟天散风祛寒湿，可以治疗下肢寒湿痹痛。

肉苁蓉、巴戟天和其他药物可组成肉苁蓉丸：肉苁蓉 60g（酒浸一宿，刮去皱皮，炙令干），菟丝子（酒浸三日，晒干，别捣为末）、山药、牛膝（去苗）、巴戟天、杜仲（去粗皮，炙微黄）、续断、茯苓、枸杞子、五味子、蛇床子、山茱萸各 30g，茯神、远志（去心）、柏子仁各 60g。以上药物捣成细末，炼蜜成丸，如同梧桐子大小。空腹时用温酒服下 30 丸，每日两次。主治虚劳羸瘦、阳痿、健忘等。

第六节　仙家上品黑芝麻

黑芝麻自古以来被誉为"仙家食品"，上到天子、下至黎民，都深知黑芝麻的养生作用。从河南的小磨香油到广东汕头的黑芝麻糖葱薄饼，从天津的黑芝麻煎饼果子到广西南宁的蜂蜜芝麻酱，可以说是从南到北，从东到西，黑芝麻都是我们日常饮食中不可缺少的一部分。

相传，慈禧独爱黑芝麻。慈禧年轻时有月经病，清宫御医李德昌用以黑芝麻为主的膏药贴敷治疗，慈禧使用后觉得确实有效，后来将此膏药命名为"益寿膏"。

慈禧十分注重养生，非常信赖药膳食补。据说一日慈禧食欲不振，命

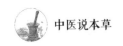
中医说本草

令御医们做一些新鲜的食物。御医都紧张起来，不知是燕窝选料还是人参成色不对。大多数御医纷纷开始研究怎样能将人参、燕窝等珍品做得更好吃、更独特，只有一位叫田中宝的药膳大师与众不同。田中宝认为慈禧是因为吃多了山珍海味使得胃口提不起来，于是用芝麻、黄豆制作成养生粥。没想到这种养生粥深得慈禧喜爱，田中宝也因此被提拔为御厨房管事。

中药黑芝麻味甘，性平，入肝、肾、大肠经，具有补肝肾、益精血、润肠燥等功效，用于精血亏虚、头晕眼花、耳聋耳鸣、肠燥便秘等。《本草纲目》中记载道："服黑芝麻百日，能除一切病疾；一年，身面光泽不饥，二年，发白返黑，三年，齿落更生。"这表明黑芝麻具有补肾养精、养发护发的作用。现代研究显示，黑芝麻富含维生素E，而维生素E对人体的生理功能具有良好的促进作用，可清除代谢产物、提高抗氧化酶活性，起到润肤养颜的作用。

俗语讲，"世上只有芝麻好，可惜凡人生吃了"。九蒸九晒的炮制加工可以让黑芝麻发挥出更好的效用，不仅利于保存，还可使黑芝麻变得更加容易被吸收，减轻人体负担。

第七节　枸杞一名仙人杖

北宋王怀隐等编纂的《太平圣惠方》收录了大量著名药方，是一部出色的药方之书。书中记载了一则有关枸杞子的故事。

一人奉命到西河为使者，途中碰到一个十五六岁的女子，居然在打一位八九十岁的老人。使者十分生气，问这老人是谁，女子却说道："这是我曾孙，我打自己的曾孙不是很正常？有好的药却不肯服食，所以惩罚他一下。"使者问女子的年纪，女子竟回答已然三百七十二岁。使者忙问是服了哪种药，女子说是一种叫枸杞子的药，经常吃能够寿与天齐。使者听后又向女子请教了枸杞子的用法用量等。

这个故事当然有夸张之处，不过枸杞子的确是一味补药。枸杞子盛产于宁夏地区，此地位于黄河和清水河的交汇处，地势高，日照长，温差大，湿度低，适合枸杞子生长。

中药枸杞子是宁夏枸杞的干燥成熟果实，味甘，性平，有补肾益精、养肝明目的功效，临床上用于肝肾不足引起的遗精、腰膝酸痛、头晕目眩等。枸杞子有补益肝肾的功效，用来治疗肾虚遗精时，常配伍巴戟天、肉苁蓉、沙苑子等药；用于治疗头晕目眩等时，可以配伍菊花、地黄、山茱萸等药。这些药可组成方剂杞菊地黄丸：熟地黄 24g，山茱萸 12g，山药 12g，泽泻 9g，牡丹皮 9g，茯苓（去皮）9g，枸杞子 9g，菊花 9g，制成大蜜丸，每次服 9g，口服，每日 2 次，每次 1 丸。此方有滋肾养肝、明目的功效，用于肝肾阴亏导致的眩晕耳鸣、羞明畏光、迎风流泪、视物昏花。

根据民间验方，单用枸杞子一味药，蒸熟嚼食，每日吃 3 次，每次吃 10g 左右，对于糖尿病轻症有一定的辅助疗效。另外，枸杞子泡酒也是常见的服用方法。

植物宁夏枸杞和枸杞的干燥根皮也是一味中药，叫作地骨皮，有清热凉血、退虚热的功效。

第八节　红参大补气血固

红参由人参而来，是人参经过炮制加工后制成的，清初时曾将经过蒸晒加工出来的红参尊称为"罕参"。它保持了参的药效，而且易于久存。关于红参还有一个罕王赏参的传说。

相传在早年间，罕王努尔哈赤通过做人参、东珠等名贵物品的生意一天天强盛起来，可是随着生意的越来越大，人参的量逐渐变大，存放时间变长，常常会出现发霉、皮皱干瘪的情况，损失很大。

一天，罕王刚落座，负责储存人参的人含泪慌张地汇报道："昨晚有千

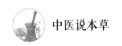

斤鲜参发霉了。"罕王停了停问:"尚存多少?""禀罕王,尚存三千。"谁知,罕王思索了一下,说道:"我要顺从天意,把这三千斤参赏赐风尘劳苦者,存售自便,不许干涉。"原本人参是不得私采私存的,但既然是罕王令下,这三千斤人参很快就被分给众兵卒了。

有个士兵平日依靠领得的碎银奉养八九十岁的父母。这天,他高高兴兴地带着赏赐的几苗人参回家,没想到刚进屋就看到父亲病重,已然昏迷不醒。他赶忙放下人参,跑出去请大夫。不一会儿,父亲醒了过来,母亲便到外屋赶快把豆角干蒸完,谁知不小心把士兵带回来的人参也放到锅里蒸上了。士兵抓药回来后才发现人参被蒸上了,他捧着被蒸熟的人参哭着不知如何是好。

事情偏不凑巧,没过几天罕王突然传令,凡得参的人都要详细禀告是怎样处理的。每个人都高高兴兴地讲述着自己是如何使用人参的,只有这个士兵低着头,愁容满面,一声不敢吭。罕王问道:"难道没分给你参吗?"士兵慌忙跪地,颤抖着把那天的经过一五一十地复述了出来。罕王听后让士兵把那些参拿给自己看看。

第二天,士兵把蒸过的人参拿来后,发现与其他颜色干黄、外皮褶皱的人参不同,蒸过的参颜色棕红,质地硬实,枝须完好。罕王笑着说:"自古以来,鲜参苦无收存妙法。日后除售鲜参外,还可制蒸参出售!"找到了新的炮制方法,罕王高兴地赏赐了这位士兵。

后来,人参有了晒、煮、蒸等炮制加工技艺,经历代改进,越来越完备。这种经过炮制的人参呈红色,于是被称为红参。

红参味甘、微苦,性温,具有大补元气、复脉固脱、益气摄血的作用,多用于肢冷脉微、体虚欲脱、崩漏下血等。红参还有提高免疫力、抗氧化等作用。用时一般取 3～9g 煎服,或另外煎后兑服。虽然红参对人体益处极大,但是红参的使用也是有禁忌的。与人参相同,红参不宜与藜芦、五灵脂同用。另外,红参也不宜与如萝卜、香蕉等性质寒凉的食物同用。